의사가
가족에게만
권하는 것

ISHAGA JIBUNNO KAZOKUDAKENI SUSUMERUKOTO
by Motoharu Hojo

Original Japanese edition published by SHODENSHA Co., Ltd.
Korean translation copyright © 2018 by PANMUNEDUCATION CO.,LTD.

This Koreanedition published by arrangement with SHODENSHA Co., Ltd.,Tokyo,
through HonnoKizuna, Inc., Tokyo, and BC Agency.

의사가 가족에게만 권하는 것

호조 모토하루 지음 | 서태호 옮김 | 신원한 · 홍대식 감수

아침사과

차례

제 3 장 반드시 고쳐야 하는 병

제 4 장 평생 안고 가야 하는 병

제 5 장 암

제 6 장 약

제 7 장 건강검진·병원

선택권은 의사가 아니라 당신에게 있어야 한다

134만 1,000명, 726만 500명. 이것은 일본 후생노동성이 2011년에 공표한 병원이나 일반 진료소의 추정 환자 수입니다. 앞의 숫자는 입원 환자 수, 뒤의 숫자는 외래 환자 수(치과진료소를 포함한)입니다. 즉, 일본 국민 1억 2,000만 명 중 860만 1,500명이나 되는 사람들이 병원이나 진료소에서 치료를 받고 있다는 뜻입니다.

독자 여러분도 의료기관에서 치료받은 경험이 있을 것으로 생각되는데, 대부분의 사람들은 의사가 하자는 대로 검사를 받고 수술이나 투약 치료도 의사 말에 그대로 따르고 있을 것입니다. 그런데 이 치료법이 정말 자신에게 맞는 치료인가 의문을 가져본 적 있습니까?

저는 2014년에 『의사가 가족에게만 권하지 않는 것』을 저술하면서, 일반인이 병원에 가면 "80%의 사람은 이득을 보지만 20%는 손해를 본다"고 이야기했습니다. 많은 환자들이 '표준치료'를 받고 있기 때문입니다.

표준치료란 '근거 중심 의학Evidence-based medicine, 과학적 근거에 기반을 둔 의료'에 기반을 두고 당뇨병, 고혈압, 심장병, 신장병 등의 질병에 대해 전문의들이 모인 학회에서 제시한 '치료 가이드라인'에 따르는 치료법입니다. 대략 80% 이상의 환자에게 효과가 있다고 알려져 있습니다. 예를 들어 암 치료의 경우 일본암학회 등이 정한 가이드라인에 따라 수술법, 항암제 치료, 방사선 치료 등의 치료법이 획일적으로 선택되고 있습니다.

하지만, 의사가 추천한 치료를 받아도 환자의 20%는 낫지 않는다는 사실을 어떻게 받아들여야 할까요?

'의학이 아무리 발달해도 낫지 않는 질병이 있다', '80%의 환자에게 효과가 있으면 우수한 치료법이 아닐까' 하고 생각하는 사람도 있을 것입니다. 그런데 만약에 불행히도 그 손해 보는 20%에 자신이 해당된다면, 그래도 '어쩔 수 없지 뭐'라고 생각할 수 있을까요. 게다가 그 병이 목숨과 직접 관련된 경우라면 '나중에 후회해도 소용없는' 상황을 맞이하게 되고, 결국 지푸라기라도 잡고 싶은 심정으로 '운을 하늘에 맡기는 치료'를 선택하는 사람이 많을지도 모릅니다.

즉 의사가 추천하는 치료법을 곧이곧대로 믿지 말고 병의 진행 상태, 증상, 나이, 가정 내 환경 등을 고려해서 때로는 '의사가 수술을 권했는데 정말 그래도 되는 것일까'라는 의문을 가질 필요가 있습니다.

이것은 병원을 선택할 때도 마찬가지입니다. 예전에 모 유명대학 의학부 교수는 어머니가 병에 걸리자 자신이 근무하는 대학병원에 어머니를 입원시키지 않았다는 이야기를 들은 적이 있습니다. 아무리 평판이 좋은 병원이라도 내부 사람이 볼 때는 '가족의 치료를 맡길 수 없는' 진료과목도 있을지 모르는 일입니다.

이 책은 만약 저나 제 가족이 병에 걸렸을 경우 어떤 치료를 선택할 것인가, 어떻게 가족을 구할 것인가, 의사에게 인생을 맡기기보다는 나 스스로 결정하고 싶다는 생각에 바탕을 두고 썼습니다. 병원은 살아가는 데 필요한 하나의 도구에 지나지 않는다는 관점에서 쓴 것입니다.

저는 현재 의사로서 임상 현장에서 활동하고 있고, 동시에 2004년에 창업한 재생의료사업 경영자로 근무하고 있습니다. 이 책에 두 가지 활동을 하면서 느낀 생생한 속내를 담아보려고 합니다.

물론 제가 추천하는 치료나 선택이 모든 사람에게 잘 맞는다고는 할 수 없습니다. 그러나 만약에 지금 어떤 병으로 치료를 받고 있는데 그 치료법에 의문이 드는 사람이 있다면, 주치의에게 상담하거나 다른 곳에서 2차 소견을 구해보거나 해서, 좀 더 자신에게 맞는 치료를 받을 수 있도록 하시기 바랍니다.

2016년 2월

호조 모토하루

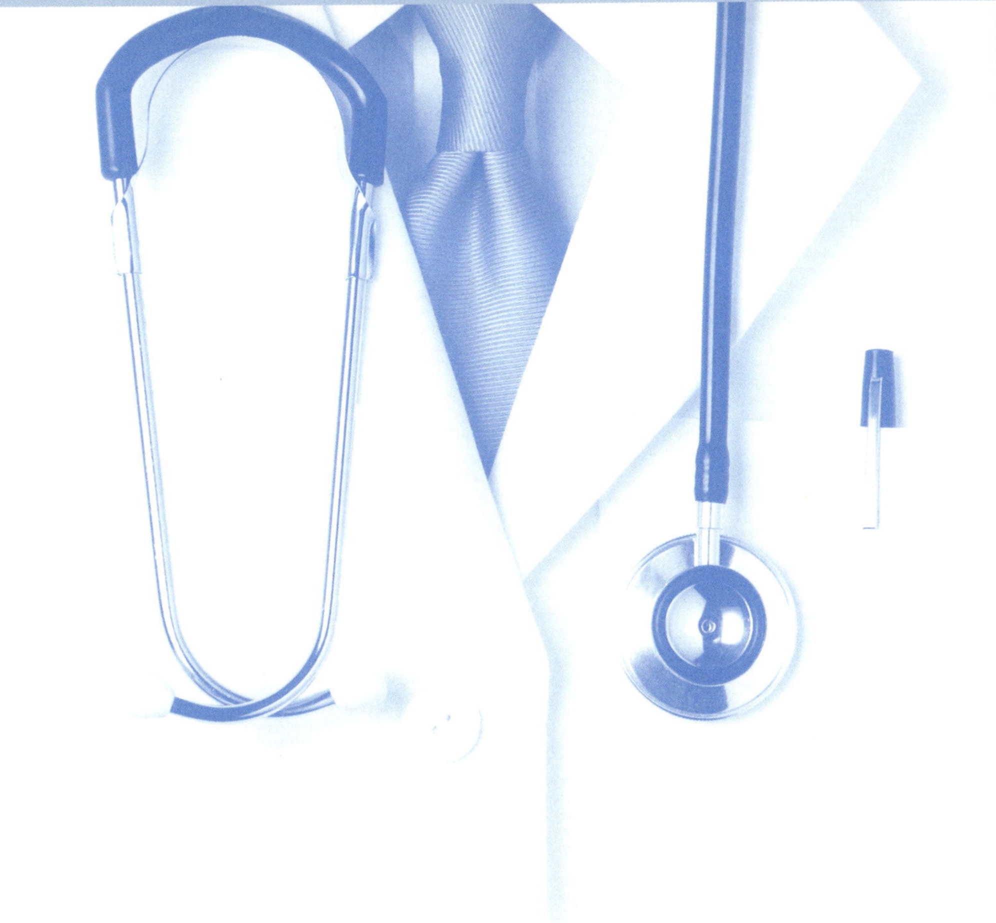

제 1 장

생활습관

가족이 감기에 걸렸다면

"재채기 세 번 ○○ 세 알"

"당신의 감기를 겨냥해서 ○○○블록"

공기가 건조해 감기(감기는 원인이 명확하지 않거나 단일하지 않은 증상을 동반하므로 의학적으로는 '감기증후군'이라고 부르기도 합니다)가 유행하는 계절이 되면, 이런 감기약 광고를 TV에서 자주 볼 수 있습니다. 하지만 결론부터 얘기하면 감기를 낫게 하는 약이라는 건 없습니다. 일단 감기에 걸리면 빨리 약을 먹어도 증상을 늦추거나 막는 것은 불가능합니다.

또한 초기에 병원에 가더라도 감기를 치료하는 것은 불가능합니다. 간혹 "병원에서 처방받은 해열제, 기침약, 가래약을 먹었더니 좀 괜찮아졌다"고 하는 사람도 있습니다. 하지만 그것은 감기라고 하는 병을 근원적으로 치료한 것이 아닙니다. 감기에 동반되는 기침, 콧물, 인후통, 발열 등의 제반 증상을 완화시킨 것일 뿐 감기 그 자체를 치료한 것이 아닙니다.

이유를 말하자면, 감기의 80~90%는 라이노바이러스, 코로나바이러스, 파라인인플루엔자바이러스, RS바이러스, 인플루엔자바이러스 등에 감염되어 발생하기 때문입니다. 원인이 되는 바이러스의 종류는 200~300가지나 됩니다.

하지만 항바이러스제로 개발 완료된 것은 인플루엔자바이러스(뒤에서 설명함)에 대한 '타미플루', '리렌자', '이나비르', '래피액타' 등 4종류의 약밖에 없습니다. 즉 일반적인 감기를 일으키는 대부분의 바이러스에 대해 효과가 있는 약은 없기 때문에 비약적으로 발전한 현대 의학에서조차 '감기를 치료하는 약은 없다', '감기를 낫게 할 수 있는 의사도 없다'고 말하는 것입니다.

그러면 감기에 걸렸을 때는 어떻게 하면 좋을까요. 익히 들어서 식상하게 들리겠지만 감기 치료의 기본은 '휴식과 영양 섭취'밖에 없습니다. 체내에서 바이러스와 싸우는 백혈구 등을 도와주고 신체 면역력(생체가 원래부터 갖고 있는 저항력)을 높이기 위해서는, 몸을 쉬게 하고 충분한 영양을 섭취하는 것이 가장 중요합니다.

저는 감기에 걸리면 목이 건조해지지 않도록 마스크를 착용하기는 하지만 의료기관을 찾아가지는 않습니다. 그리고 가족에게 권하는 것도 마찬가지입니다. 열이 나서 괴로울 때는 해열진통제, 기침이 심할 때는 진해거담제를 복용하는 경우도 있습니다. 그렇지만 기본적으로는 일을 계속하며 식사나 샤워, 목욕도 평상시처럼 하고 있습니다.

예전부터 '감기에 걸려 열이 날 때는 샤워나 목욕을 피해야 한다'고 알려져 있지만, 의학적인 근거는 없습니다. 몸에 부담을 주는 장시간의 목욕은 피해야겠지만, 적당한 목욕은 괜찮습니다.

다만, 39도 이상의 고열이 이틀 이상 지속되거나 4~5일이 지나도 증상이 개선되지 않을 경우에는 2차 감염의 위험이 있으므로 의료기관에서 항생제를 투여받는 것이 좋습니다.

2차 감염이란 감기로 인해 몸이 약해져 폐나 기관지에 박테리아(세균)가 증식해 폐렴, 기관지염 등이 발생하는 것입니다. 저항력이 약한 고령자나 어린아이들은 특히 주의해야 합니다.

한편, 감기 증상과 비슷한 초기 증세를 보이는 병으로 풍진, 급성폐렴, 폐결핵, 폐암, 수막염, 신우신염 등이 있는 것으로 알려져 있습니다. 만약 심한 기침, 발열, 두통, 인후통이 오래 지속될 경우에는 감기가 아닐 가능성이 있으므로 빨리 정밀검사를 받아야 합니다.

독감 예방접종은 반드시 받아야 하는가?

오래 전 20세기 초에 대유행해 전 세계에서 2,500만 명이 사망한 스페인 독감, 그리고 매년 유행하는 A형 홍콩 독감, A형 러시아

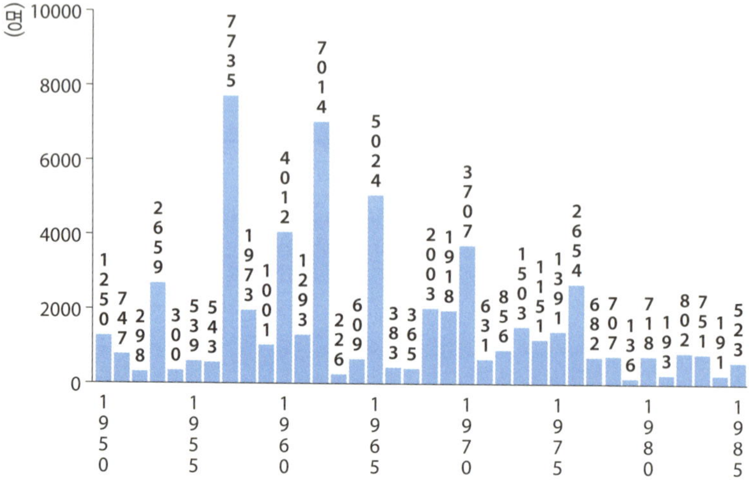

도표 1 인플루엔자(독감)로 인한 사망자 수(일본)

출처: 일본 후생노동성 '인구동향 통계', 국립감염증연구소 감염증정보센터 월간보고

독감, B형 독감 등 계절성 인플루엔자는 현대 인류에게도 커다란 위협이 되고 있습니다.

[도표 1]은 인플루엔자(독감)로 인한 일본인 사망자 수입니다. 1957년 '아시아 독감'으로 7,735명이 희생된 이후 1970년대까지 사망자 수는 감소하는 경향을 보이고 있습니다. 1980~1990년대 초반은 1,000명 이하까지 감소했으나, 최근에는 65세 이상 고령자의 사망자 수가 눈에 띄게 증가하고 있습니다.

그래서 일본 후생노동성은 "인플루엔자에 감염되더라도 예방접종을 받았으면 중증이 되는 것을 예방할 수 있다. 사망자를 80% 줄일 수 있다"고 하면서, 위험군으로 분류되는 고령자, 임산부, 당뇨병,

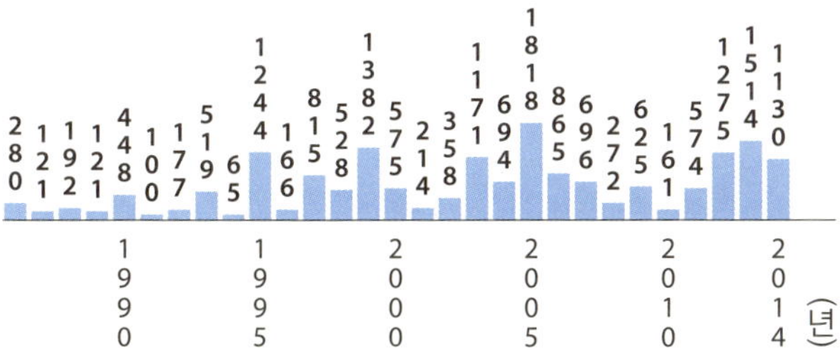

심장·신장 질환이 있는 사람들에게 독감 예방접종을 적극 권장하고 있습니다.

독감 예방접종은 앞서 얘기한 인플루엔자 바이러스에 대한 항체를 만들기 위해 독성을 제거한 바이러스(체내에서 증식하지 않는 비활성화 백신)를 피하주사로 접종하는 것입니다. 그런데 실제로 유행하고 있는 인플루엔자 바이러스와 백신의 종류가 일치하지 않으면 거의 효과가 없습니다. 그런 이유로 '예방접종의 효과가 20~30%밖에 되지 않으니 접종을 받아도 의미가 없다'고 생각해 예방접종을 받지 않는 사람들도 많습니다.

하지만 저는 가능하면 예방접종을 받는 편이 좋다고 생각합니다. 저희 회사에서는 희망하는 사원은 모두 독감 예방접종을 무료로 받을 수 있습니다. 설령 확률이 낮다고 해도 종류가 일치하면 예방이 되는 것은 물론이고 중증으로 악화되는 것을 방지할 수 있으므로 접종을 받는다고 해서 손해 볼 일은 없습니다.

이전에 저희 가족이 독감에 감염되어 1주일 이상 몸져누웠던 적이 있습니다. 하지만 예방접종을 받았던 저는 감염되지 않았습니다. 고령자와 아이들은 물론이고 체력에 자신 있는 직장인이라 할지라도 독감 예방접종은 받는 것이 좋다고 생각합니다.

가족이 다쳤다면

찰과상이나 베인 상처가 끊이지 않는 건강한 아이가 있는 가정에는 소독약과 반창고(일본에서 시판중인 상처용 반창고에는 밴드 에이드, 카토반이 있다)가 상비약으로 준비되어 있을 것입니다. 병원에 가지 않아도 될 정도로 작은 크기라면 베인 상처는 소독한 후에 가능한 빨리 거즈나 반창고를 떼어내는 것이 상처를 빨리 낫게 한다고 믿는 사람들이 많은 것 같습니다.

그런데, 상처 부위를 건조시켜야 빨리 낫는다는 것은 정말일까요? 제가 어렸을 적에는 머큐로크롬(수은 문제로 1970년대에 제조 중지)을 많이 사용했지만, 현대 의학에서는 머큐로크롬 소독은 물론이고 상처 부위를 건조시키는 것 또한 피부 재생을 늦춘다는 것이 상식입니다.

게다가 실제 외과 의료 현장에서도 수술 후에 소독하는 병원은 거의 없습니다. 수술 종류에 따라서는 상처를 의료용 랩으로 밀봉하고 1주일 정도 그대로 방치해 두는 곳이 많습니다.

독자 여러분은 '그렇게 하면 커다란 수술 부위가 나을까' 하고 의아하게 여길지도 모르겠습니다. 하지만 이 처치 방법은 피부 재생 의료를 연구하고 있는 제가 보기에도 베인 상처의 피부 재생 메커니즘에 맞는 적합하고 합리적인 치료 방법입니다.

사람의 피부는 [도표 2]와 같은 구조로 되어 있습니다.

찰과상 같은 가벼운 상처는 표면에만 상처가 생겨, 그 아래에 있는 진피가 노출된 상태입니다. 이 경우 상처 주위에 있는 건강한 세포가 노출된 진피 위쪽을 뒤덮어가면서 피부를 재생시킵니다. 반면 진피까지 상처가 생긴 경우는 우선 육아조직肉芽組織*으로 뒤덮이고 나서 다음으로 이 육아조직을 이용해서 주위 세포가 결손부로 이동해 상처를 치료합니다.

즉, 상처 부위가 축축해지는 것은 건강한 표피세포와 진피세포가 상처 부위를 복구해 가는 과정에서 생기는 자연스러운 현상입니다. 그러므로 상처 부위를 소독하거나 건조시키면 상처 주위의 건강한 피부세포까지 죽여서 피부 재생을 방해하게 됩니다.

다만, 상처 부위의 축축한 환경은 세균도 좋아하는 환경이기 때문에 세균이 번식하지 못하도록 주의해야 합니다. 세균 번식을 막

* 모세혈관, 섬유아세포 등으로 이루어진 결합조직으로 상처가 난 자리를 메우거나 체내에 들어온 이물질을 처리하는 역할을 한다.

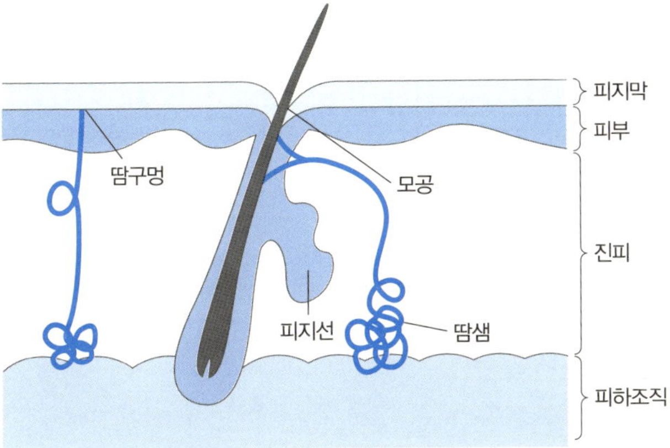

도표 2 피부의 구조

기 위해 할 수 있는 간단하고 효과적인 방법은 상처가 생기면 곧바로 수돗물로 상처 부위를 씻고 나서 연고를 바르고 반창고를 붙여 3, 4일 그대로 놔두는 것입니다.

대부분의 사람들이 평범하게 일상생활을 보내는 동안에는(전쟁이나 교통사고를 당하지 않는 한) 병원 치료가 필요할 정도로 베인 상처가 크게 생길 가능성은 많지 않습니다. 그런 이유로 가족이나 직원들이 다쳤을 때, 나는 이런 식의 '방치치료'를 권하고 있습니다.

다만, 상처에서 악취가 풍기거나 상처 주위가 붉게 부풀어 오르는 경우 또는 통증이 있는 경우는 세균에 감염되었을 가능성이 높으므로 바로 병원에 가야 합니다. 또한, 상처가 크거나 상처 부위가 벌어져 봉합이 필요할 때는 병원에서 외과 치료를 받아야 합니다.

화상의 두 가지 대처법

화상을 입었을 때는 가장 먼저 환부患部를 식혀야 합니다. 이것은 누구나 알고 있는 상식입니다. 분명 화상의 초기 치료는 식히는 것이 효과적이지만, 문제는 식히는 방법입니다. 얼음물로 식히거나 얼음주머니를 환부에 직접 갖다 대는 사람들이 있는데, 그다지 좋은 방법이 아닙니다.

환부에 얼음 등을 직접 갖다 대면 수포가 터지거나 새로운 상처가 생길 수 있기 때문에 좋지 않습니다. 이때 환부에 수포가 생겼다고 해도 수포는 상처를 보호하기 위한 것이기 때문에 터뜨리지 말고, 앞에서 얘기한 의료용 랩 등으로 감싸 보호해야 합니다.

그리고 옷 위에 뜨거운 물을 쏟았을 때는 옷을 벗지 말고 그대로 물을 부어서 식혀야 합니다. 억지로 옷을 벗기려고 하면 피부가 함께 벗겨져 상처가 더 심각해질 수 있으므로 주의해야 합니다.

그러면 병원에 가야 하는 화상은 어떤 것일까요. 화상은 [도표 3]과 같이 1~3도 화상으로 분류됩니다. 만약 3도 이상의 화상인 경우(피하 3mm 이상 화상을 입은 경우) 즉시 병원에서 치료받는 것이 좋습니다. 하지만, 화상을 입은 직후에 그것이 몇 도 화상인가를 판단하는 것은 화상을 입은 당사자는 물론이고 피부과 의사에게도 어려운 일입니다.

그렇다면 병원에 갈 것인지, 말 것인지 어떻게 판단할 수 있을까요?

도표 3　화상의 깊이 분류

단계	상해조직	외견	증상	치료기간
1도	표피만	환부가 붉게 변하거나 붉은 반점이 나타남	쑤시고 아프고, 환부에 열감이 있음	수 일
표재성(表在性) 2도	진피 일부분까지	수포	심한 통증, 뜨거운 열기가 느껴지며, 감각 둔화	약 10일
심재성(深在性) 2도	진피 깊은 곳까지	수포, 짓무름	극심한 통증, 뜨거운 열기가 느껴지며, 감각 둔화	약 3주
3도	진피 전체와 피하조직	변색, 짓무름, 괴사, 탄화(炭化)	통증이 없음	1~2개월 이상

해답은 화상 범위에 있습니다. 한여름 해수욕장에서 햇볕에 타는 경우(이 경우 1도, 수포가 생겼으면 2도)를 제외하고, 요리하면서 불이나 뜨거운 물에 화상을 입었을 때 화상 범위가 직경 5cm 이상이라면 앞에서 얘기한 것처럼 수돗물로 식힌 다음 병원에서 치료를 받는 것이 좋습니다. 그리고 손바닥 크기의 수포가 생겼을 때는 즉시 병원에 가야 합니다.

가족이 어깨결림, 허리통증이 심하다면

후생노동성 통계를 보면 남녀를 막론하고 어깨결림, 허리통증으로 고생하는 일본인이 많아졌다고 합니다.

어깨결림, 허리통증의 원인은 운동 부족, 책상에 앉아서 일하는 사람의 증가, 스트레스, 눈의 피로 등 다양합니다. '사람이 두 발로 걸어다니는 한 벗어날 수 없는 병'이라며 극단적인 의견을 내놓은 연구자도 있습니다.

제가 어깨결림, 허리통증으로 병원에 갈 것인지, 말 것인지 판단하는 기준은 '일상생활에 지장이 있는가 아닌가'입니다. 다시 말해 어깨결림이나 허리통증으로 드러누울 정도가 아니라면 병원에 가더라도 대부분은 원인을 알 수가 없고 치료법도 없는 것이 현실입니다.

최근의 연구 결과를 보면 "허리통증의 80%는 원인을 알 수 없다"고 합니다. "어깨결림의 원인은 근육 뭉침이 아니고, 근막筋膜에 생긴 주름이다", "어깨결림의 원인 중 80%는 뇌가 이미 알고 있다"는 보고도 있습니다. 즉, '병은 마음에서부터 생긴다'는 표현에 딱 들어맞는 어깨결림이나 허리통증이 많다고 할 수 있습니다.

그렇기 때문에 자신의 어깨결림이나 허리통증의 원인을 모르겠다고 하는 사람들이 대부분입니다. 극단적으로 얘기해서 일상생활에 지장이 없는 어깨결림이나 허리통증은 정형외과에서 온열치료(초단파치료, 자외선치료)나 물리치료(마사지, 운동치료)를 받아도 그다지 의미가 없습니다. 증상이 완화될 가능성도 낮다고 볼 수 있습니다.

그보다는 솜씨 좋은 정체사整體師*의 시술을 받는 것, 또는 심리 전문가에게 상담을 받는 것이 일시적이더라도 어깨결림이나 허리통증을 완화시킬 수 있는 방법입니다.

따라서 MRI(자기공명단층영상)나 CT(컴퓨터단층촬영법) 검사에서 이상이 발견되지 않는 이상, 일상생활에 지장이 없는 만성 어깨결림이나 허리통증은 그저 잘 뭉치는 체질로 알고 계속 달고 살아야 한다고 생각합니다. 이것은 어깨결림이나 허리통증으로 고생하고 있는 가족과 직원들에게도 이야기해 주는 내용입니다.

---

* 손기술로 척추를 바로잡아주거나 체형 교정을 해주는 민간요법 전문가

어깨결림, 허리통증에 잠재되어 있는 무서운 병

다만, 짐작 가는 일이 없는데 갑자기 어깨결림이나 허리통증이 생겼을 때는 주의해야 합니다. 예를 들어, 어깨결림의 이면에 대동맥류(4장 '가족이 누워 지내는 환자라면'에서 상세하게 설명), 유방암, 폐암, 췌장염, 신우신염 등 생명과 직결되는 위험한 병이 감춰져 있을 수도 있습니다. 또한 갑작스럽게 허리가 아플 때는 위, 신장, 간, 대장 등에 위험한 병이 잠재되어 있을 가능성이 있습니다(도표 4).

그렇다면 어깨결림, 허리통증이 생겼을 때 무턱대고 병원부터 찾는 것이 과연 좋은 방법일까요. 원인도 모른 채 치료를 계속 받다가 결국 유방암이나 췌장암 진단을 받는다면…….

이래서는 환자 목숨이 위태로운 것은 물론이고, 담당 의사에게도 청천벽력 같은 소식입니다. 게다가 정형외과 의사가 어깨결림이나 등쪽의 통증이 만성췌장염, 유방암, 폐암의 연관통連關痛, referred pain(내장 질환으로 발생한 통증이 멀리 떨어진 체표면의 피부에서 느끼는 경우)에서 비롯된 것임을 알아채는 것은 매우 어려운 일입니다.

물론 의사는 만성췌장염이나 폐암에 어깨결림이 동반된다는 지식을 알고는 있지만, 어깨결림이나 허리통증의 80%는 원인을 알 수 없다는 점을 의식해서 아무래도 정형외과적인 원인을 찾기 마련입니다. 그 와중에 "내과나 호흡기내과에서 다시 검사를 받아보시기 바랍니다."라고 얘기하기도 어려운 것이 사실입니다.

하지만, 단순한 어깨결림이나 허리통증이라고 생각했던 환자가

도표 4 어깨결림, 허리통증에 감춰져 있는 질병

어깨결림	빈혈, 축농증, 충치, 치주염, 만성편도염, 저혈압, 고혈압, 대동맥류, 췌장염, 심근경색, 갱년기장애, 흉막염, 폐결핵, 담석, 담낭염, 협심증, 암
허리통증	만성위염, 위궤양, 십이지장궤양, 담낭염, 담석, 담결석, 만성췌장염, 신우신염, 신장암, 요로결석, 요관암, 방광암, 자궁근종, 자궁암, 난소낭종, 난소염, 복부대동맥류, 대상포진에 의한 신경통

사실은 목숨이 위태로운 중병인 경우도 존재하는 것이 현실입니다. 이런 경우 의사들끼리는 "운이 지지리도 없다"고 얘기합니다. 환자들은 "운이 없다고? 바보 취급하지 마라. 이제 와서 폐암이라니…… 돌팔이 의사 같으니"라며 화를 내고는 하는데, 이것은 원인 불명의 어깨결림이나 허리통증 치료를 하고 있는 정형외과뿐만 아니라 다른 진료 과목에서도 자주 볼 수 있는 상황입니다.

어깨결림이나 허리통증의 증상은 항상 비슷하며, 더 악화되지만 않으면 그리 걱정할 정도의 병은 아닙니다. 하지만 매일 악화되면서 증상이 변하는 경우는 내과라든지 다른 과에서 검사를 받거나, 담당의사에게 증상을 솔직하게 얘기해야 합니다.

여담이지만 추간판탈출증(디스크), 척추관협착증*, 요추전방전위증** 등 신체기관의 형태적 특징에 따라 생기는 질환은 외과적인

* 척추 내 신경통로가 좁아져서 요통과 하지통(下肢痛), 보행 시 오는 통증과 감각이상 등 신경 증상이 온다.

** 척추 하나가 제 위치에 있지 않고 앞으로 빠져나온 것

수술을 받는 경우가 많은데, 혹시 저나 저희 가족이 이런 질환에 걸렸다 해도 '수술을 받을 것인지 여부는 그때그때 상황에 따라 다르다'고 할 수밖에 없습니다. 왜냐하면, 수술은 성공했지만 환자는 여전히 통증이나 저림을 느끼는 사례가 많기 때문입니다.

한편, 만성 어깨결림을 치료할 수 있는 외과적인 수술은 없습니다. 다만, 안검하수(눈꺼풀이 아래로 처지는 현상)로 인해 계속 눈을 치뜨고 있어서(고개를 항상 쳐들고 있어서) 생기는 어깨결림의 경우는 아래로 처진 눈꺼풀을 잘라내서 어깨결림을 완화시키는 치료법을 채택하고 있는 곳도 있습니다. 자신의 어깨결림이 이런 경우에 해당한다면 고려해 보는 것도 좋습니다.

가족이 두통으로 괴로워하고 있다면

어깨결림과 허리통증과 더불어 가장 빈번하게 현대인을 괴롭히고 있는 두통. 현재 15세 이상 일본인의 3명 중 1명이 '검사를 해도 별다른 이상이 없는 두통'으로 고생하고 있습니다. 대표적인 것이 편두통, 긴장성두통, 군발성두통 이렇게 세 가지입니다. 흔히 이 세 가지를 혼동해서 '편두통'이라고 하는 경우가 많은데, 의학적으로는 '1차성 두통(원인을 알 수 없는 두통)'이라고 하며, 특징에 따라서 구별하고 있습니다(도표 5). 이 1차성 두통은 아무리 아파도 목숨을 잃거나 하는 일은 없습니다.

이에 반해서 '2차성 두통(원인을 알 수 있는 두통)'은 뇌출혈, 지주막하蜘蛛膜下 출혈, 뇌경색, 뇌종양, 수막염 등이 원인이 되어 생기는 두통입니다. 방치하면 목숨이 위태로워지거나 심각한 후유증을 남기는 위험한 병이기 때문에, 평소 두통이 없던 사람이 갑자기 심한

도표 5 1차성 두통의 분류

병명	원인	증상	대책
편두통	뇌혈관이 확장, 주변의 염증으로 인해 신경이 자극을 받아 생기는 것이 아닌가 추측하고 있다. 스트레스와 피로 외에, 여성들에게 많이 생기는 것으로 보아 여성호르몬과도 관계가 있는 것으로 보인다.	• 욱신욱신 맥박이 뛰는 듯한 강한 통증 • 빛이나 소리 자극에 민감해지고 구토가 동반됨 • 머리나 몸을 움직이면 머리가 울려 두통이 더 심해진다. • 두통의 전조 현상으로 눈앞에 섬광이 보이기도 한다.	• 아픈 부위를 차갑게 하고 옆으로 누워 휴식할 것 • 두통이 있을 때에는 혈관을 확장시키는 목욕, 운동, 마사지 등은 절대금지.
긴장성 두통	스트레스가 있거나 책상 앞에서 장시간 일하는 등 같은 자세를 오랫동안 유지하면 머리나 목 주변 근육의 혈류가 나빠져 목이나 머리의 근육이 긴장해서 발생.	• 후두부를 중심으로 머리 전체가 짓눌리는 듯한 통증 • 어깨와 목결림	• 목욕 등으로 목과 어깨 주변을 따뜻하게 하거나, 스트레칭이나 마사지로 근육의 긴장을 풀어준다. • 장시간 같은 자세를 취하지 않도록 하고, 스트레스를 쌓아두지 않도록 한다.
군발성 두통	내경동맥(內頸動脈) 확장 때문에 발생하는 것이 아닌가 추측되고 있음. 생체시계가 관련 있는 것은 아닌가 하는 의견도 있음.	• '눈을 도려내는 듯한' 극심한 고통 • 일단 증상이 시작되면 1~2개월 동안 매일 같은 시간에 두통이 발생한다.	• 통증이 있는 시기에는 음주나 흡연을 멀리할 것 • 규칙적인 생활을 보낸다.

※ 이밖에도 편두통·긴장성두통 혼합형, 원발찌름두통*, 기침유발성 두통, 성행위에 동반되는 두통 등이 있다.

* 통증이 지속되는 편두통과는 다르게 바늘이나 송곳처럼 날카로운 것으로 찌르는 듯한 통증이 2~3초 정도 순간적으로 나타나는 두통

두통이 생겼거나 머리에 이상한 느낌이 드는 경우 빨리 병원에 가서 정밀검사를 받아야 합니다.

그러면 1차성 두통은 어떻게 대처하면 좋을 것인가. 두통을 겪어본 적이 없는 사람은 "두통이 심해봤자 죽는 것도 아닌데 뭘 그리 야단이냐"며 별일 아닌 것처럼 여길지도 모르지만, 두통을 안고 사는 사람에게는 너무나 절실한 문제입니다.

그럼에도 불구하고 우선 결론부터 얘기하자면 어깨결림, 허리통증과 마찬가지로 "일상생활에 지장이 없다면 [도표 5]에서 설명한 대책을 활용하면서 느긋하게 지내는 것이 좋다"고 생각합니다.

한편 두통이 심해서 회사나 학교를 쉬거나, 집안일을 도저히 할 수 없는 일이 자주 발생하는 경우는 두통의 전조가 있을 때나 통증 초기에 약국에서 진통제를 사서 복용하는 것도 방법이 됩니다.

여기서 주의해야 할 것은 통증이 줄어들지 않는다고 약을 너무 많이 복용해서는 안 된다는 것입니다. 아무리 시판약(6장 '가족이 일반의약품 사야 할 때'에서 자세히 설명)이라도 남용하면 '약물남용두통'이라는 2차성 두통이 발생할 위험이 있기 때문입니다. 다만, 1개월에 4~5회 정도 처방전대로 복용하면 문제는 없습니다.

그리고 두통이 '지나가게 하는 지혜'를 익혀둘 필요도 있습니다. 예를 들어, 편두통이 생겼을 때는 관자놀이를 눌러서 혈관을 압박하기, 관자놀이를 차게 하거나 옆으로 눕는 것 등의 방법이 있습니다.

긴장성 두통은 데운 물수건으로 목덜미를 따뜻하게 하거나 목을 풀어주거나 해서, 후두부에서 목덜미까지 근육의 긴장을 풀어주면 통증을 완화시키는 효과가 있습니다.

하지만, 그래도 통증을 참을 수 없을 때는 전문의에게 치료받아야 합니다. 현재 외래 진료를 가면 편두통과 군발성 두통에는 뇌의 흥분을 억제시키는 트립탄제제, 긴장성 두통에는 근육의 과도한 긴장과 스트레스를 제거하는 항우울제나 근육이완제를 사용해서 치료 효과를 높인다고 합니다.

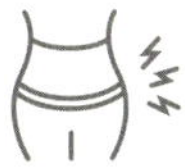

가족이 만성변비, 만성설사라면

많은 현대인이 겪고 있는 복부와 관련된 질환에 변비와 설사가 있습니다. 변비는 복부 팽만, 불쾌한 느낌을 동반하기 때문에 권태감과 식욕부진을 일으키고 피부가 거칠어지는 등 몸 전체에 영향을 줍니다.

급성 설사의 경우, 출근 도중에 갑자기 화장실이 급해서 비지땀을 흘리면서 겨우겨우 참았다거나, 회의 중에 화장실을 몇 번이나 들락거려서 상사의 빈축을 산 경험이 있는 사람도 많을 것입니다.

일반적으로 변비나 설사는 불규칙적인 생활습관, 편식, 운동 부족, 폭음, 폭식 등으로 인해 장운동이 느려지거나 빨라져서 생깁니다. 시중에 판매 중인 설사약이나 정장제整腸劑를 먹으면 1~2일 후에 증상이 완화되기 때문에 건강에 큰 문제를 일으키지는 않습니다.

다만, 만성변비나 만성설사는 주의해야 합니다.

만성변비가 되면 장내에 변이 쌓이는데, 그 속에는 음식의 소화 가스, 다량의 장내세균, 산소, 독소, 발암성 물질 등이 포함되어 있습니다. 특히 장내 유해균으로 알려진 대장균, 웰치균*은 동물성 단백질을 분해해 노화촉진물질을 생성하거나, 담즙산膽汁酸, bile acid을 이용해 강한 발암 성분(2차 담즙산)과 니트로소아민이라는 물질을 만들어냅니다. 이러한 유해물질을 포함한 변이 장기간 장벽에 접촉해 있으면 몸 전체에 큰 피해를 줍니다.

사람의 대장은 직경 6~8cm, 길이는 1.5m 정도의 호스 형태로 되어 있는 장기입니다. 대장에 변을 최대로 쌓는다면 이론적으로는 1리터 페트병 5~6개의 양까지 들어갑니다. 이렇게까지 쌓이면 상당한 고통이 따르기 때문에 무척 괴로울 것입니다. 2013년 영국에서 16세 소녀가 8주씩이나 변을 보지 못해 변이 내장을 압박하는 바람에 결국에는 심장발작으로 사망한 충격적인 일이 있었습니다.

극단적인 예를 들기는 했지만 변이 체내에 쌓이면 위험한 병에 걸리거나 때로는 목숨을 앗아가는 경우도 있습니다.

한편, 만성설사는 유해물질을 장내에 쌓아두는 변비보다는 건강에 주는 피해가 적습니다. 다만, 설사가 장기간 계속되면 탈수 현상, 체중 감소, 빈혈을 일으켜 몸을 쇠약하게 하는 것은 분명합니다.

만약 묽은 변이 1주일 이상 지속되는데 원인을 알 수 없는 경우

---

* 클로스트리디움 퍼프린젠스균. 노로바이러스와 병원성 대장균 다음으로 많이 발생하는 식중독으로 알려져 있다.

라면 장내 염증, 세균 감염이 의심되기 때문에 병원에서 검사를 받는 것이 좋습니다.

그런데 '과민성장증후군'이라는 병명을 들어보셨습니까? 이것은 X선 검사나 내시경 검사를 받았을 때 대장에 염증이나 종양 등 질병의 조짐이 없는데도 변비나 설사를 반복하는 병을 말합니다. 예전에는 '과민성대장증후군'이라고 불렀는데 최근에는 대장뿐만 아니라 소장도 관계가 있다고 추측되기에 '과민성장증후군'이라 부르고 있습니다. 이에 대해서는 3장 '가족이 과민성장증후군이라면'에서 설명하겠습니다.

이전부터 변비 증상이 조금 있었는데 최근에 변비와 설사를 반복하는 경우라면 대장암을 비롯한 위험한 질병이 숨어 있을 가능성이 있습니다. 특히 변에 피가 섞여 나온 경우 대장암이 의심되므로 대변잠혈검사大便潛血檢查, fecal occult blood test를 받도록 합시다.

이 검사는 변을 검사하는 것이기 때문에 통증은 전혀 없습니다. 만약 잠혈이 치질(치핵, 치열, 치루)에서 발생한 경우라면 위험한 질병일 가능성은 없습니다.

안타깝게도 여러 가지 이상이 발견된 경우라면 대장조영검사나 대장내시경검사 등을 따로 받아야 합니다. 이러한 검사는 몸에 어느 정도 부담을 끼치기는 하지만 대장에 병이 있는지 확인하는 데 효과적인 방법입니다.

가족이 불면증이라면

"잠을 잘 못 잔다", "잠들기까지 시간이 걸린다", "새벽에 잠이 깬다"는 사람이 늘어나고 있습니다. 어느 조사에 따르면 일본 성인 5명 중 1명이 수면 때문에 고생하고 있다고 합니다.

저희 회사에도 "잠을 잘 못 잔다"고 하는 사원이 있기는 하지만, 굳이 얘기하자면 일상생활에 지장이 없다면 조금 못 잔다고 해도 그다지 신경 쓰지 않아도 됩니다.

최근의 일본 의학은 세분화되어 각 분야가 경쟁하듯이 발전하고 있습니다. 그에 따라 수면에 관한 연구도 발전해서 새로운 학설을 주창할 수 있을 정도가 되었지만, 수면장애로 인해 생명과 직결될 정도로 위험한 병은 수면무호흡증, 기면증 등 몇 가지 질병에 한정되어 있습니다.

또한 인간의 수면시간에 대해 여러 분야에서 연구가 진행되고 있지만, 최적의 수면시간은 개인에 따라 상당히 차이가 납니다. 많이 알려져 있듯이 나폴레옹 보나파르트와 토마스 에디슨은 4시간밖에 자지 않았고, 레오나르도 다빈치는 4시간마다 15분(1일 90분)씩 자는 것으로 충분했다고 합니다.

게다가 OECD(경제협력개발기구)의 조사에 따르면, 일본인의 수면시간은 7시간 50분으로, 가장 오래 잠을 자는 프랑스인(8시간 50분)보다 1시간이 짧다고 합니다(도표 6).

그러면 오래 잠을 자는 프랑스인이 일본인보다 건강한가 하면 그렇지도 않습니다. 수면시간과 사망률을 조사한 여러 연구에 따르면 7시간 정도 잠을 자는 사람의 사망률이 가장 낮고, 그보다 짧거나 긴 경우는 사망률이 높아진다고 합니다(도표 7). 따라서 1일 평균 7시간 정도 잠을 자면 건강에는 문제가 없다고 볼 수 있습니다.

하지만 장시간 근무, 야근을 강요당하는 직장인들이나 집안일과 육아에 시달리고 있는 사람들이 과연 7시간 잠을 잘 수 있는지 의문입니다.

제 취침시간은 밤 1~2시, 기상은 오전 7시에 하는 것이 습관화되어 있습니다. 평균으로 보면 5~6시간의 수면이지만, 1시간 길어지거나 짧아진다고 몸 상태가 그다지 바뀌지는 않습니다. 이 이야기가 약간 당황스러울 수도 있겠지만 핵심은 다소 잠을 잘 못자도, 일찍 잠을 깨도, 오랜 시간 몸에 익은 수면 습관이 가장 중요하다는 겁니다.

이렇게 얘기하면 "나는 수면 습관에 문제가 있어서 걱정하고 있

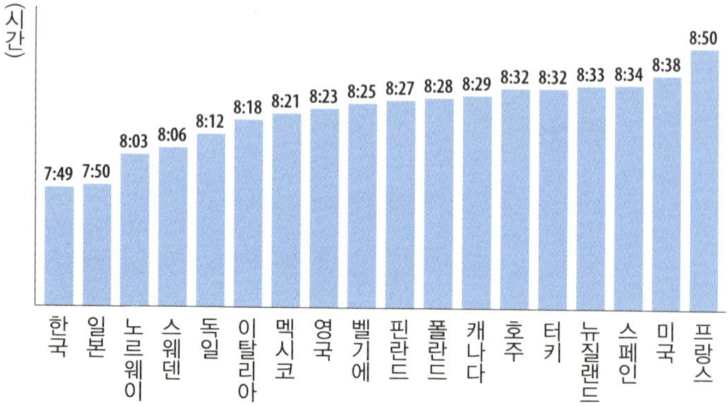

도표 6 수면시간의 국제 비교

출처: OECD『Society at a Glance 2009』

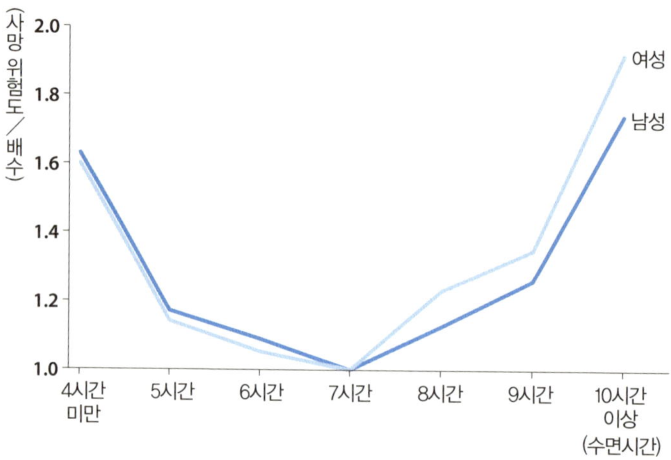

도표 7 수면시간과 사망률

출처: JACC Study

건만……", "그다지 걱정할 일이 아니라니 무책임한 의사 같으니", "수면장애에 대해 제대로 알고 있기는 한 거야?" 등 독자나 수면 전문의, 연구자들로부터 항의를 받을지도 모르겠습니다.

그렇다면 잠잘 시간도 없다, 좀 더 잘 잤으면 좋겠다, 수면의 질을 높이고 싶다는 사람은 어떻게 하면 좋을까요.

수면장애에 관한 책에는 침실 환경을 제대로 갖춰놓기, 잠들기까지의 루틴routin을 정하기, 스트레스 줄이기, 기상했을 때 반드시 아침 햇볕을 쬐기 등이 적혀 있습니다. 이렇게 해도 잠을 잘 자지 못하는 경우는 우선, 시판 중인 수면유도제를 복용하는 것도 하나의 방법이 될지도 모릅니다.

덧붙이면, 불면에 대한 치료약은 크게 수면제와 수면유도제로 나눌 수 있습니다. 이 두 가지는 약효로 구분하는 것은 아닙니다. 수면제는 병원 등에서 의사로부터 처방받는 약, 수면유도제는 약국에서 처방전이 없이도 구입할 수 있는 것을 말합니다.

현재 판매 중인 수면유도제의 대다수는 감기약이나 멀미약에 함유되어 있는 항히스타민 성분이 들어 있습니다. 이 성분은 기침, 재채기, 콧물을 억제해 주는 한편 강한 졸음을 유발하는 부작용이 있는데, 수면유도제는 이 점을 이용해 만들고 있습니다.

수면유도제는 누구나 손쉽게 구할 수 있기 때문에 별 생각 없이 복용하는 사람도 적지 않습니다. 하지만 처음에는 한 알로 잠들 수 있었던 사람이 머지않아 두 알, 세 알로 늘리지 않으면 잠들 수 없게 되는 경우도 많이 있습니다. 이는 '항히스타민제 의존증'이라 불리는 병증으로 매우 조심해야 합니다.

한편 의사에게 처방받은 수면제는 초단시간 작용제, 단시간 작용제, 중간형, 장시간 작용제 등 약효의 지속시간에 따라 구별해서 말합니다. 약 성분은 불안과 흥분을 가라앉히고 졸음을 유발하는 벤조디아제핀계가 주 성분입니다. 이전의 수면제에 비해 부작용이 적고 안전성도 높기는 하지만, 역시나 장기 복용이나 임의로 양을 늘리는 것은 안 됩니다.

가족이 흡연하고 있다면

흡연의 폐해에 대해서는 지금까지 수많은 이야기가 있었습니다. 대표적으로 "흡연은 폐암뿐만 아니라 여러 가지 암에 걸릴 확률을 높인다", "뇌경색이나 심근경색을 일으키기 쉽다", "건강수명을 줄인다", "간접흡연 때문에 비흡연자의 건강에도 문제가 생긴다" 등이 있습니다.

이런 분위기 속에 애연가는 점점 주눅이 들고 위축됩니다. 하지만 어쩔 도리가 없습니다. 애연가들은 "니코틴은 장운동을 촉진시키기 때문에 변비에 잘 걸리지도 않는다", "스트레스를 줄여준다", "100세 이상의 고령자 중에도 애연가가 있다"고 반론을 펴고 있지만, 의학 연구를 살펴보면 흡연이 좋다고 하는 객관적인 데이터는 단 한 건도 보고된 적이 없습니다.

따라서 저희 가족 중에 흡연하는 사람이 생기면 금연을 권할 것이라는 건 두말할 필요도 없습니다. 하지만 성인이라면 합법적으로 담배를 살 수 있고 흡연도 자유이기 때문에, 본인이 그럴 의사가 없는데 아무리 부모라도 강제로 금연하게 하는 것은 불가능합니다.

그럴 때는 먼저 흡연의 폐해를 하나씩 설명해 주고, 흡연을 하더라도 가족들에게 피해를 주지 않을 것, 혹시 끊을 생각이 있으면 금연치료병원을 소개해 주는 등 도와주겠다는 것을 알려주겠습니다. 그 다음은 본인에게 맡겨둘 수밖에 없습니다.

그러면 흡연의 폐해를 구체적으로 살펴봅시다.

우선 흡연과 암의 관계를 보면, 남녀 불문하고 흡연자는 비흡연자보다 폐암, 요도암, 식도암을 비롯한 여러 암들로 인해 사망할 위험도가 높습니다(도표 8).

일본 국립암연구센터 암대책정보센터의 계산에 따르면, 암으로 사망한 일본인의 약 20~27%는 흡연 습관이 없었다면 암을 예방할 수 있었을 것이라고 합니다(남성은 30~40%, 여성은 3~5%, 여성의 경우 흡연율이 낮아서 흡연과 관련 있는 암이 적다).

흡연자가 암에 걸리는 것은 어떻게 보면 자업자득이라고 할 수 있지만, 담배를 피우지 않는 사람의 경우엔 다릅니다. 비흡연자라도 흡연자의 담배 연기를 맡으면 암에 걸리기 쉽다는 연구 결과가 나와 있습니다. 일본 국립암연구센터의 조사에 따르면 비흡연 여성이 폐선암肺腺癌에 걸릴 위험도는, 남편이 비흡연자인 경우를 1로 했을 때 남편이 과거에 흡연한 적이 있으면 1.5배, 현재도 흡연 중

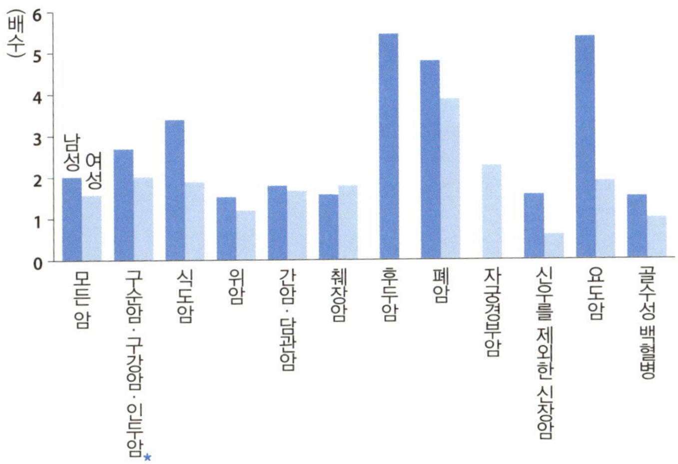

도표 8 흡연과 암 사망 위험

※ 담배를 피우지 않는 사람의 위험도를 1로 했을 때, 담배를 피우는 사람의 암 사망 위험도

출처: Katanoda K, et al. J Epidemiol 2008;18:251-64

이며 1일 20개피 미만인 경우 1.73배, 1일 20개피 이상인 경우 2.2배라고 합니다.

반복해서 말하지만 흡연은 본인뿐만 아니라 주변 사람들의 건강에도 나쁜 영향을 주므로, 가족들을 위해서라도 금연하길 바랍니다. 개중에는 '담배를 30년 이상 피워왔는데, 이제 와서 금연한들 이미 늦은 것이 아닐까' 하고 생각하는 사람이 있을지도 모르지만, 단언컨대 늦지 않았습니다.

영국의 어느 연구에서 금연과 수명의 관계를 조사했더니, 설령

* 혀 뒷부분부터 식도 사이에 위치한 짧은 관에 발생하는 암

오랜 기간 담배를 피웠더라도 금연을 하면 수명이 늘어난다는 결과가 나왔다고 합니다. 예를 들어 18세부터 담배를 피워온 사람이 30세에 금연을 하면 10년, 40세는 9년, 50세는 6년, 60세라도 3년 정도 수명이 늘어난다는 것입니다. 흡연자의 평균수명은 비흡연자에 비해 약 10년 정도 짧다고 하는데, 40세 이상의 사람들도 금연했을 때 3~9년 수명이 늘어난다면 이는 절대 무시할 수 없는 큰 것입니다.

요즘은 노상흡연 금지, 공공시설 전면 금연, 음식점 흡연구역 분리 등이 진행되어, 베란다에서 담배를 피우던 '반딧불족'도 주변의 항의 때문에 점점 사라지고 있습니다. 이처럼 흡연 환경이 점점 좁아지고 있으니, 흡연자 여러분도 이 참에 큰맘 먹고 금연해 봅시다.

가족이 과음한다면

"술은 백약의 으뜸." 이것은 중국의 고대 역사서 『한서漢書』에 나오는 유명한 말입니다. 분명 알코올은 혈액순환을 촉진시키고 신진대사를 높여주며, 식욕을 증진시키고 스트레스를 완화하는 등의 효과가 있습니다. 그런데 그것은 어디까지나 적당한 양을 마셨을 때의 얘기입니다.

그러면 술을 과하게 마셨을 때 어떤 병에 걸리는지 생각해 봅시다. 알코올 의존증, 알코올성 간염, 지방간, 위궤양, 심근경색, 뇌경색, 췌장염, 당뇨병, 대뇌위축大腦萎縮 등 전신의 장기와 신경계에 미치는 폐해는 일일이 열거할 수 없을 정도로 많습니다.

특히, 알코올 섭취량과 밀접한 관계가 있는 것이 췌장입니다. 음주라고 하면 흔히 간경화, 간염을 떠올리는 경우가 많은데, 실제로 일본인의 알코올로 인한 간염이나 간경화는 그다지 많지 않습니다.

하지만 급성 간염의 빈도는 높은 편이며 사망하는 경우도 있으므로 주의해야 합니다.

게다가 후생노동성 연구반이 진행한 다목적 코호트 연구*(40~59세의 남녀 7만 3,000명 대상)에서 "사케(일본 술)로 환산했을 때 1일 2홉** 이상 마시는 사람의 발암률은 술을 마시지 않는 사람의 1.4배가 된다. 3홉 이상은 1.6배, 식도암으로 한정했을 경우 1일 1홉 이상 2홉 미만은 2.6배, 2홉 이상은 4.6배로 급증한다"는 결과가 나왔습니다.

즉, 다량의 음주는 암 발생과도 관계가 있으므로 음주량은 사케 환산으로 1일 1홉으로 제한해야 합니다. 추가로 사케 1홉 환산은 소주 0.6홉, 아와모리 0.5홉, 맥주 큰 병으로 1병, 와인 240ml, 위스키와 브랜디는 더블 1잔 정도입니다.

하지만 애주가에게 1홉은 간에 기별도 가지 않는 정도의 양입니다. 이렇게 얘기하는 저도 술을 좋아하기 때문에 이 정도로는 참을 수 없습니다.

의사라면 당연히 "사케 환산으로 1일 3홉 마셨으면, 2일은 쉬어 주세요", "소위 간 휴식일을 정해두면 간이나 췌장의 부담도 줄어, 암 발생 위험도 낮아지고 알코올 중독 예방에도 효과가 있습니다"

---

* Cohort study, 전향성 추적조사를 의미한다. 특정 요인에 노출된 집단과 노출되지 않은 집단을 추적하고 연구 대상 질병의 발생률을 비교하여 요인과 질병 발생의 관계를 조사하는 연구 방법.

** 홉은 부피를 재는 단위. 1홉은 180ml 정도 된다.

라고 충고해야 합니다. 실제로 많은 건강 관련 서적에도 이렇게 적혀 있습니다.

다만, 제 경험으로 보면 애주가에게 이런 말을 해도 효과는 별로 없었습니다. 알코올 중독이 되어 폐인처럼 되어도 술병을 손에서 놓지 못하는 사람, 간경화 직전인데도 술을 끊지 못하고 급기야 대동맥류 파열로 사망하는 경우도 적지 않습니다.

그리고 오해를 무릅쓰고 얘기하자면 1년 365일 자신의 적정량을 밤에만 마신다면 괜찮지만, 낮에도 마시는 경우는 주의가 필요하니 빨리 건강검진이나 상담을 받는 것이 좋습니다. 의사로서 환자에게는 도저히 해서는 안 되는 얘기지만 술을 좋아하는 친구들에게는 이렇게 조언해 주고 있습니다.

또한, 애주가는 안주는 거의 먹지 않고 술만 줄곧 마시는 경우가 많습니다. 하지만 영양을 섭취하지 않고 알코올만 마시면 간이 비명을 지르게 되는 것은 불을 보듯 뻔합니다. 이것은 제가 직접 겪은 교훈이기도 한데 '술을 마실 때는 반드시 안주와 함께, 그리고 가능하면 술을 적게 마시도록' 해야 합니다.

제1장에서는 감기, 상처, 화상 등 생활 속에서 밀접하게 일어나는 질환과 흡연, 음주 등 생활습관에 대해서 다루었습니다. 다음 장에서는 체질과 건강의 관련성에 대해 이야기를 계속해 가겠습니다.

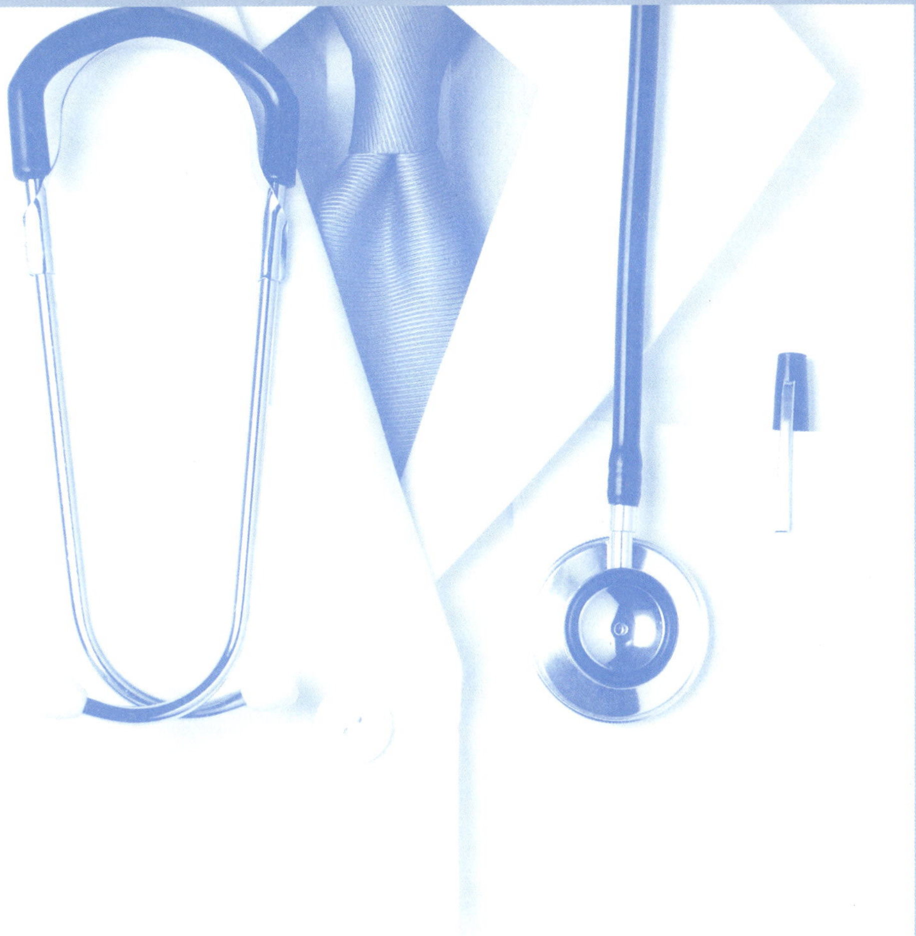

제 2 장

체질

가족이 알레르기 체질이라면

"제 알레르기 체질이 아이들에게도 유전될까요?" "가족이 알레르기 체질입니다. 어떡하면 좋을까요?"

환자분께 이런 상담을 해오는 경우가 있습니다.

알레르기는 알레르기 원인물질('알레르겐'이라고 하며 진드기, 먼지, 곰팡이, 꽃가루, 새와 짐승의 털, 우유, 담배, 콩, 금속, 건축자재나 도료에 포함된 화학물질 등이 있다)이 체내에 침투하거나 피부에 닿으면, 면역 기능이 과도하게 반응하는 질환입니다. 그 결과 심한 기침, 피부 가려움, 습진, 눈 가려움, 코 막힘 등의 다양한 증상이 나타납니다.

일본은 1960년대 이후 알레르기 증상을 보이는 사람이 계속 증가해, 현재도 꽃가루 알레르기(2장 '가족이 꽃가루 알레르기라면'에서 상세하게 설명) 등으로 고생하는 사람이 남녀노소를 불문하고 증가하고 있습니다.

일본 문부과학성이 2007년 공표한 '알레르기 질환에 관한 조사 연구보고서'(조사 대상은 전국 공립 초·중·고등학교와 중등교육학교* 3만 6,830개의 학생 1,270만 3,554명)에 따르면 조사 대상 학생 전체의 알레르기 질환 유병률**은 알레르기성 비염이 9.2%, 천식 5.7%, 아토피성 피부염 5.5%로 알레르기 질환으로 고생하는 아이들이 의학기술이 발전한 현대에도 많다는 것을 알 수 있습니다.

그러면, 어째서 1960년대 이후에 알레르기 질환이 늘어났을까요.

알레르기 질환은 유전, 환경, 생활습관이 복잡하게 얽혀서 발생합니다. 그중에서도 유전적인 영향이 커서 부모가 모두 알레르기 질환인 경우, 아이는 거의 100% 알레르기 체질을 타고 난다고 합니다. 하지만 알레르기 체질이 유전된다고 해도 알레르기 그 자체가 유전되는 것은 아닙니다.

실은 저도 아토피성 피부염을 앓고 있어서 항알레르기제를 복용하고 있습니다. 따라서 저희 아이들도 알레르기에 걸리기 쉬운 체질을 타고 났을지도 모르지만, 아직까지는 아이들에게 알레르기 질환이 나타나지 않았습니다. 즉, 알레르기에 걸리기 쉬운 체질이 유전되었다고 해서 반드시 알레르기가 발병하는 것은 아닙니다.

---

* 중학교 과정과 고등학교 과정을 연속해서 교육하는 학교로 독일의 김나지움 등과 비슷하다.

** 특정 시점에 일정한 지역에서 나타나는 환자 수와 그 지역 인구 수에 대한 비율

알레르기와 식생활의 관계

그러면, 환경 요인과 생활습관은 어떨까요. 1960~1970년대 이후 일본인의 식생활은 눈에 띄게 서구화되었습니다. "이런 서구화된 식사는 영양 과다인 동시에 정제식품과 식품첨가물(방부제 등)도 포함되어 있어 알레르기를 증가시켰다"고 보는 견해도 있습니다.

"지방의 과잉섭취는 알레르기 질환의 발생률을 전반적으로 증가시키고, 야채와 과일 섭취는 반대로 발생률을 저하시킨다"는 이야기입니다. 식생활의 서구화도 알레르기 질환이 증가한 하나의 요인일 수 있습니다.

또한 최근에는 "알레르기 증상의 악화에는 장내 환경이 큰 영향을 끼친다"고 얘기되고 있습니다. 장내 환경이란 간단히 말해서 장내에 살고 있는 세균총*의 균형을 말하는 것으로, 알레르기 질환을 갖고 있는 아이의 변을 조사해 보니 알레르기 질환이 없는 아이에 비해 유산균(비피더스균, 유산간균)의 비율이 매우 적다는 것이 밝혀졌습니다.

더욱이 흡연자의 천식과 알레르기성 비염의 발병률은 비흡연자의 2~5배라는 데이터도 있으므로, 식생활 이외의 생활습관에도 주의해야 합니다.

한편 "1960~1970년대 이후 일본의 주택 환경도 알레르기 질환

* 일정한 곳에서 서로 균형을 이루며 공존하고 있는 미생물 집단

을 증가시켰다"고 주장하는 연구자도 있습니다.

예전의 일본 가옥은 통기성이 좋았지만, 현재의 가옥이나 아파트는 새로운 건축자재와 알루미늄 새시 등이 사용되어 통기성이 좋지 않습니다. 게다가 에어컨 보급으로 계절에 관계없이 진드기가 번식하기 쉬운 환경이 조성되어, 이것이 아토피성 피부염이나 알레르기성 비염, 천식 등의 알레르기 질환을 증가시키고 있다는 것입니다.

피부는 청결하지 않은 것이 좋다?

많은 사람들이 앓고 있는 아토피성 피부염은 피부(각질층)의 '보습 기능'과 '보호막 기능'이 저하되어(피부가 건조한 상태), 땀이나 외부물질에 과도하게 민감해져 통증과 가려움을 일으키는 것이 일반적입니다. 그렇기 때문에 예전 건강서적과 의학사전 등에는 증상을 완화시키기 위해서 "비누로 땀을 씻어내고 피부를 청결하게 하며, 건조하지 않도록 보습제나 약을 발라 보호막 기능을 회복시켜야 한다"고 적혀 있었습니다.

피부 보호막 기능은 여러분도 알다시피 '때'와 '기름'으로 되어 있습니다. 물론 필요 이상의 때와 기름은 씻어내야 하겠지만, 전부 없애버리는 것은 손해면 손해지 절대 이득은 아닙니다.

따라서 저는 화학비누와 천연비누를 가릴 것 없이 아토피성 피부염에 비누를 사용하는 것은 추천하지 않습니다. 따뜻한 물로 환부를 씻고 보습제를 바르는 것으로 충분하며, 저도 이 방법으로 아토피성 피부염 증상이 상당히 완화되었습니다. 이후에 만약 저희 아이들에게 아토피성 피부염이 생긴다면 '비누 사용으로 피부에 과도한 손상을 주지 않도록' 조언할 것입니다.

아토피성 피부염 환자에게 "피부를 청결하게 하지 말라"는 것은 의사가 할 얘기는 아닙니다. 다만 "개발도상국에는 아토피성 피부염이 적다", "일본인의 회충 보유율이 낮아지면서 아토피성 피부염이 증가했다"는 보고가 있습니다. 즉, 위생 관념이 희박했던 시대나 지역에서는 아토피성 피부염이 적다는 것이므로, 현대 일본인의 '과도한 청결 관념'이 많은 알레르기 질환을 만들어내고 있는 것이라고 볼 수 있습니다.

알레르겐을 알아내다

알레르기 체질인 사람은 자신의 알레르겐을 당연히 알고 있을 것입니다. 하지만, 그것이 진짜 알레르겐인지 병원 검사로 확실히 알아내야 합니다. 왜냐하면 '나의 알레르겐은 집먼지(진드기, 먼지 등)'라고 알고 있었던 사람이 검사를 받았더니 그 외에도 복수의 알레르겐이 있었다는 경우가 많이 있기 때문입니다.

그리고 자신이 몰랐던 알레르겐에 자주 노출되면 '아나필락시스 쇼크*'라는 위험한 증상을 일으킬 수 있기 때문입니다. 알레르기 증상은 보통 피부, 코, 기관지 등에 한정적으로 나타나지만, 아나필락시스 쇼크의 경우 피부에 두드러기나 홍조 등의 증상이 나타나는 것 외에도 설사, 복통, 구토, 현기증, 의식장애 등 전신에 증상이 나타납니다. 경우에 따라서는 호흡 곤란, 혈압 저하를 일으켜 죽음에 이르는 경우도 있습니다.

이는 천식도 마찬가지여서, 발작으로 사망하는 사람이 끊이지 않습니다. 알레르기가 있는 사람이라면 자신의 알레르겐을 정확히 알아내 확실히 관리해야 합니다.

* 특정한 항원에 대해 짧은 시간에 갑작스레 발생하는 쇼크 현상

가족이 꽃가루 알레르기라면

"올해 꽃가루가 날리는 양은 예년보다 많을 것으로 예상되므로 꽃가루 알레르기가 있는 분들은 주의하시기 바랍니다."

삼나무와 노송나무의 꽃가루가 날리기 시작할 즈음, 이런 말이 일기예보 등에서 반드시 언급되곤 하는데, 그 정도로 꽃가루 알레르기로 고생하는 일본인이 많다는 얘기입니다.

후생노동성은 일본 알레르기협회(회장 오쿠다 미노루)가 진행한 역학조사(1만 명 대상)를 바탕으로 "꽃가루 알레르기의 유병률은 전국 평균이 15.6%(지역별로는 도호쿠 13.7%, 북간토 21.0%, 남간토 23.6%, 도카이 28.7%, 호쿠리쿠 17.4%, 고신에쓰 19.1%, 긴키 17.4%, 시코쿠 16.9%, 주고쿠 16.4%, 규슈 12.8%. 홋카이도·오키나와는 매우 적음). 최근의 어떤 조사에서는 삼나무 꽃가루 알레르기의 유병률은 전국적으로 20%가 넘는다"고 발표했습니다. 즉, 꽃가루 알레르기로 고생하는 사람은 전국에 약 2,400만 명이 있고, 매년 증가하고 있습니다.

꽃가루 알레르기는 '가족이 알레르기 체질이라면'(2장)에서 설명했던 알레르기 질환과 마찬가지로 삼나무, 돼지풀, 벼과* 식물의 꽃가루가 알레르겐(알레르기 유발물질)이 되어 증상이 발생합니다.

한 번 걸리면 완치가 어렵고, 병원에서는 증상에 따라서 약물치료, 레이저 치료법(코 점막을 레이저로 태워서 꽃가루가 점막에 붙지 못하게 하는 치료법), 면역치료법(소량의 알레르겐 진액을 서서히 체내에 주입하여 몸이 알레르겐에 익숙해지게 하는 방법) 등을 실시합니다.

꽃가루 알레르기로 고생하는 사람들 중에는 시판 중인 항히스타민제로 증상을 진정시키는 경우가 많은데, 가능하면 병원에서 알레르겐을 알아내서 약물치료나 민감성을 줄이는 면역치료를 받는 것이 좋습니다. 병원에서 처방받은 항알레르겐제는 시판약보다 상당히 효과가 좋습니다.

기존의 면역치료법은 치료 기간도 길고, 때로는 아나필락시스 쇼크를 유발하는 경우도 있었는데, 최근에는 알레르겐을 정제약으로 만들어 혀 밑에 넣어두는 설하면역요법(일본의 경우 2015년 6월 보험 적용)이 보급되어, 환자들의 부담과 위험이 크게 줄었습니다.

다시 말하지만 꽃가루 알레르기인 경우 알레르기과나 이비인후

---

* 화본과(禾本科)라고도 부르며 벼목에 속하는 과로, 벼, 밀, 옥수수 등을 포함한 약 550속, 1만 종가량이 속해 있다.

과에서 진찰받는 것이 좋습니다.

한편 '한 시즌에 1회 주사로 증상을 예방한다'는 전신 스테로이드 주사가 꽃가루 알레르기 환자들 사이에서 화제가 되고 있습니다. 주사를 맞아서 이 괴로움을 벗어날 수 있다면 시도해 보고 싶은 마음은 잘 알겠지만, 장기적으로는 거의 효과가 없을 뿐 아니라 심각한 부작용을 일으킬 수 있는 치료법으로 문제가 되고 있습니다. 그래서 저는 절대로 권하지 않습니다.

또한 "작년까지는 괜찮았는데, 올해 갑자기 꽃가루 알레르기가 생겼다"는 사람도 많습니다. 이는 알레르겐에 접촉하는 동안 체내에 축적된 항체가 마침내 한계를 넘어 과도한 알레르기 반응을 나타내기 시작한 것입니다. 컵에 물이 가득 차도록 따르면 처음엔 괜찮다가 결국에는 넘치는 것과 같습니다.

따라서 '나는 알레르기와는 관계없다'고 생각하는 사람도 언젠가는 꽃가루 알레르기에 걸릴 가능성을 갖고 있는 것입니다.

가족이 냉증이라면

냉증은 '보통 사람들은 추위를 느끼지 않는 온도인데도 손발, 하반신 등 몸의 일부나 전신이 차가워져 괴로운 증상'으로 정의됩니다. 현재 일본 여성의 50% 이상이 냉증으로 고생하고 있다고 합니다.

여성은 남성에 비해서 열을 만들어내는 근육이 적고, 빈혈이나 저혈압인 사람이 많습니다. 게다가 생리 등의 영향으로 복부의 혈류가 나빠질 수 있어서 여성에게 냉증이 많은 것입니다.

하지만 냉증은 현상일 뿐이며, 만성두통이나 허리통증과 마찬가지로 의학적인 병은 아닙니다. 다만 두통이나 허리통증은 원인을 찾아서 치료를 받으면 통증을 완화할 수 있지만, 냉증은 치료하기가 어렵습니다.

포유류 등의 항온동물은 신체 중심부의 온도를 일정하게 유지하지 않으면 활동할 수 없습니다. 우리 인간은 산소가 생명활동을 유지시켜 주는데, 이 산소가 활발히 활동하는 37도를 유지하기 위해 환경 변화에 따라 체온을 항상 일정하게 유지하고 있습니다.

예를 들어, 더울 때는 손발 끝부분과 피부 표면 근처의 혈관을 확장시켜 혈류량을 늘리거나 땀을 흘리게 해서 외부로 열을 발산합니다. 반대로 추울 때는 손발 끝의 혈관을 수축시켜서 열의 확산을 막고, 체간(몸통)의 주요 장기에 혈액을 모아 체온을 유지합니다. 그로 인해 혈액의 흐름이 나빠진 하반신, 손끝, 발끝의 온도가 내려가게 됩니다.

한편 찬 공기가 몸을 둘러싸면 부들부들 떨리는 경우가 있는데, 이것은 근육을 수축시켜 열을 만들어내려고 하는 반응입니다.

이처럼 냉증은 체간의 체온 유지에 관련된 증상이므로, 옷을 껴입는 것 등의 방법으로 가능한 체온을 유지하도록 하는 수밖에 없습니다. 만약 제 가족이 냉증으로 고생하고 있다면 '다이어트는 그만', '되도록이면 운동하기', '영양의 균형이 좋은 식사하기'를 조언할 것입니다.

냉증은 특히 마른 여성에게 많이 나타납니다. 이런 유형의 여성은 적은 에너지를 효과적으로 사용하기 위해 열 방사(방출)를 최저로 해야 합니다. 그렇기 때문에 다이어트 등으로 에너지 소비가 적어지면 열 생성도 적어져, 그 열을 효과적으로 사용하기 위한 체질, 즉 저체온이나 냉증이 되기 쉽습니다.

한편, 남성도 10% 정도가 냉증으로 고생하고 있다고 합니다. 남성 냉증의 원인은 운동 부족에 따른 근육 감소, 스트레스 과다, 생활습관병 등이 관련 있는 경우가 많습니다. 특히 고령자의 경우 동맥경화(2장 '가족이 고혈압이라면'에서 설명)가 진행되어 혈액의 흐름이 악화된 결과로 냉증이 생기는 경우가 많다고 알려져 있습니다.

만약 건강상에 특별한 문제가 없는 남성이 냉증으로 고생하고 있다면 조금이라도 몸을 움직이도록 해야 합니다.

가족이 고혈압이라면

'사일런트 킬러(침묵의 살인자)'라는 말을 알고 계십니까.

'자각 증상이 없는 채 방치되고 모르는 사이에 진행되어, 어느 날 갑자기 목숨이 위태로운 상태에 이르렀을 때에야 사태의 심각성을 깨닫게 되는 병'이라는 의미입니다.

그 대표적인 병으로 고혈압이 있습니다. 거의 증상 없이 진행되다가 결국 뇌졸중이나 심근경색 같은 심각한 병으로 이어지고 맙니다.

그러면 혈압이란 무엇일까요?

우리는 보통 "혈압이 높다", "저혈압 때문에 아침에 일어나기 힘들다"는 식으로 혈압이라는 말을 아무렇지 않게 사용하고 있습니다. 하지만 의미를 정확하게 이해하고 있는 사람은 많지 않습니다.

혈압은 심장에서 내보낸 혈액이 혈관벽을 누르는 압력으로, 심장이 수축하면서 혈액을 내보낼 때의 혈압을 '수축기혈압(최고혈압)',

심장이 확장하면서 정맥으로부터 혈액(정맥혈)이 심장으로 들어갈 때의 혈압을 '이완기혈압(최저혈압)'이라고 합니다.

최근에는 디지털혈압계가 보급되어 있지만 예전에는 혈압 측정에 수은혈압계가 사용되었습니다. 예를 들어 최고혈압이 140, 최저혈압이 90인 경우 심장이 혈액을 밀어낼 때의 힘이 수은주의 눈금을 14cm(140mm) 밀어올리고, 정맥혈이 심장으로 들어갈 때 9cm(90mm) 밀어올린다는 것입니다. 그래서 혈압은 mmHg(밀리미터 Hg, 수은주 밀리미터)라는 단위가 사용됩니다.

그러면 정상 혈압이란 어느 정도의 범위를 말하는 것일까요.

실은 2015년 4월부터 일본 휴먼도크*학회와 건강보험조합연합회는 기준을 수축기혈압 88~147mmHg, 이완기혈압 51~94mmHg(기존에는 수축기혈압 130mmHg 미만, 이완기혈압 85mmmHg 미만)로 개정했습니다. 하지만 이것은 어디까지나 휴먼도크의 기준으로, 일본 고혈압학회의 기준은 수축기혈압 140mmHg 미만, 확장기혈압 90mmHg 미만입니다.

이렇게 기준이 다르면 많은 사람들이 혼란스러울 수밖에 없습니다. 만약 휴먼도크에서 수축기혈압이 145mmHg로 결과가 나왔을 경우 휴먼도크에서는 정상으로 판정되지만, 병원에서는 정상이 아

---

* Human Dock, 종합건강검진을 말하는 것으로 배가 항해를 마치고 항구에 돌아오면 다음 출항을 위해 검사를 받듯이, 사람도 정기적으로 건강을 위해 검진을 받아야 한다는 뜻에서 만들어진 말로 조기진단과 조기치료를 목적으로 한다.

니라고 판정되기 때문입니다.

하지만 이 정도의 오차는 크게 신경 쓸 필요가 없습니다. 그보다 중요한 것은 월 1~2회 정기적으로 혈압을 측정해서 자신의 혈압 수치가 어느 정도인지 파악해 두는 것입니다. 만일 평소보다 20~30 mmHg나 높게 나온다면 주의해야 합니다.

가족력이 있다면 주의

실은 저도 40대 중반에 고혈압이 되었습니다. 어느 날 혈압을 측정했더니, 수축기혈압이 220mmHg였습니다. 평소에는 정상 범위였는데 아무런 전조도 증상도 없었고, 원인도 모르는 상태에서 혈압이 급격히 올라갔기에 대체 어찌된 일인가 무척 걱정했습니다.

저희 집안은 3대째 고혈압입니다. 할아버지도 아버지도 고혈압인데 두 분 모두 '해리성대동맥류'라고 하는 대동맥에 혹이 생기는 병을 얻으셨습니다. 따라서 '이제 나도 곧……'이라는 생각으로 충격을 받았던 것을 어제 일처럼 또렷이 기억하고 있습니다.

고혈압에는 본태성本態性 고혈압과 2차성 고혈압이 있습니다. 2차성 고혈압은 당뇨병이나 신장병 등이 원인이 되어 발생하는 데 비해, 본태성 고혈압의 원인은 생활습관(흡연, 운동부족 등), 염분 과잉 섭취, 유전적 원인 등이 언급되지만 정확한 원인은 알 수 없습니다.

하지만 저희 집안 같은 경우는 고혈압 체질(나트륨 민감성이 강한 체질)이 유전되었다고 판단할 수 있습니다. 나트륨 민감성은 간단히 말해서 염분에 대해 몸이 민감하게 반응해서 혈압을 올려버리는 체질입니다.

그래서 저는 식생활을 바꿔서 염분 섭취를 줄이고 운동을 시작했지만, 혈압은 여전히 200mmHg에서 그 이하로 내려가지 않고 있습니다. 그러므로 당연히 강압제가 필요한 상태입니다. 지금은 전문의에게 진찰을 받아 칼슘 길항제*拮抗劑와 안지오텐신 II 수용체 차단제(위의 혈류를 억제하는 약), 두 종류의 약을 복용하면서 수축기 혈압을 130~140mmHg 정도로 조절하고 있습니다.

그런데 "강압제는 한 번 먹으면 평생 동안 계속 먹어야 한다. 몸에 좋지 않으니 먹고 싶지 않다"거나 "고혈압 정도는 내버려둬도 된다"며 위험한 생각을 하는 사람도 있습니다. 저는 고혈압은 방치해서는 안 된다고 생각합니다. 특히 고혈압이 원인이 되어 생기는 위독한 병과 관련해 가족력(환자의 가족, 가까운 친척 중에 해당 병을 앓았거나 해당 병으로 사망한 사람이 있는 경우)이 있는 사람은 반드시 강압제를 사용해서 무슨 일이 있더라도 혈압을 낮춰야 합니다.

혈압이 갑자기 올라 수축기혈압이 200mmHg 이상인데도 불구하고 강압제를 처방하지 않고, 염분 섭취를 줄이고 운동만 하면 된다고 하는 의사는 믿어서는 안 됩니다. 저라면 바로 병원을 바꿉니다.

---

* 혈관에 유입되는 칼슘을 억제하여 혈관을 확장시키는 약, 칼슘채널차단제라고도 부른다.

좀 전에도 얘기했지만 저희 집안은 3대가 고혈압이다 보니 아이들도 나중에 고혈압이 될 가능성이 높은데, 그럴 때는 고민하지 않고 강압제를 권할 것입니다. 그리고 만에 하나 혈압이 내려가지 않을 경우 고혈압학회 전문의에게 진찰받도록 하겠습니다.

일본인은 염분을 과도하게 섭취한다

일본 음식은 건강식이라고 알려져 있습니다. 분명 지방도 적고 영양의 균형도 잘 잡혀 있어 서양 음식보다 건강식이라고 할 수 있지만 문제는 염분입니다. 예를 들어 절임 음식에 간장을 뿌려서 먹는 식습관이 있다면 염분 과잉섭취는 확실합니다.

일본 후생노동성은 염분 줄이기 운동을 적극적으로 추진하면서 2015년 4월 1일부터 일본인의 1일 나트륨(식염상당량*) 목표치를 남성 8.0g 미만, 여성 7.0g 미만(기존에는 남성 9.0g 미만, 여성 7.5g 미만)으로 새롭게 설정했습니다.

일본인은 평균 10.0g(일본 후생노동성 '2014년 국민건강·영양조사')의 소금을 섭취하고 있기에 이 목표치가 달성되면 4,300만 명의 고혈압 환자 수가 상당히 줄어들 것으로 예상됩니다.

하지만 WHO세계보건기구가 권장하고 있는 5.0g 미만과 비교하면

* 음식에 포함되어 있는 나트륨의 양을 식염(식용 소금)의 양으로 환산한 수치

목표로 설정한 염분 섭취량이 아직도 너무 많습니다.

식사로 섭취한 염분은 체내에 들어가면 혈액에 흡수됩니다. 그리고 혈액 중의 염분 농도가 올라가면 인간의 신체는 원래의 상태로 되돌리기 위해 혈액 중의 수분을 증가시킵니다. 짜고 매운 음식을 먹으면 갈증이 생기는 것은 바로 그런 이유 때문입니다. 이때 수분이 증가한 만큼 혈액 양도 늘어나므로, 혈액을 내보내는 심장에 엄청난 부담이 됩니다. 이것이 바로 혈압이 올라간 상태입니다.

한편 혈관은 혈액량이 증가했기 때문에 호스에 다량의 물을 흘려보내는 것처럼 팽팽하게 부풀어 오릅니다. 그리고 혈압을 견디기 위해 혈관이 딱딱해지는데 이것이 동맥경화입니다. 탄력을 잃은 혈관은 나이가 들어가면서 쉽게 손상되는 상태가 되고, 대동맥 질환뿐만 아니라 심장이나 뇌와 연관된 심각한 질병으로 이어집니다. 따라서 식사에서 섭취하는 염분은 적을수록 좋습니다.

저는 현재 강압제 복용과 동시에 금염(염분을 줄이는 것이 아니라 끊는 것)을 실천 중입니다. 물론 외식할 때는 어렵겠지만 집에서 식사를 할 때는 식초, 허브 등으로 맛을 내고 소금은 전혀 사용하지 않습니다. 캐나다에 살고 있는 이누이트족(에스키모는 그들 스스로를 '이누이트'라고 부른다)은 소금을 거의 섭취하지 않는다고 합니다. 저도 그들처럼 소금을 거의 섭취하지 않는 식생활을 얼마나 견딜 수 있을지 도전해 보겠습니다.

가족이 비만이라면

'메타볼릭 신드롬(내장지방형 비만증후군)'에 대한 인식이 높아짐에 따라 '비만은 제악諸惡의 근원'이라는 인식이 일본에 퍼져 있습니다. 분명 비만은 당뇨병, 고혈압, 심혈관 질환, 뇌혈관 질환, 대장암, 유방암 등의 위험한 질병 발병률을 높이므로, 가족이 점점 살이 쪄간다면 저는 즉시 살을 빼라고 충고할 것입니다.

하지만 그전에 정말 비만인가, 어느 정도 비만인가를 BMIBody Mass Index, 체격지수(도표 9)로 계산해서 수치가 26~27 정도라면 '별로 신경 쓰지 않아도 된다'고 할 수 있습니다.

왜냐하면 일본 후생노동성은 "약간 뚱뚱한 경우가 오래 산다"고 얘기하고 있고, 암 발생률도 표준체중~BMI 26, 27 근처는 그다지 변화가 없기 때문입니다.

다만, BMI 30은 암 발생률이 남녀 모두 급격히 올라가기 때문에

도표 9 BMI와 비만도

$$BMI = 체중(kg) \div \{신장(m) \times 신장(m)\}$$

BMI	판정
~ 18.5 미만	저체중
18.5 ~ 25 미만	표준체중
25 이상 ~ 30 미만	비만 1단계
30 이상 ~ 35 미만	비만 2단계
35 이상 ~ 40 미만	비만 3단계 (고도비만)
40 이상 ~	비만 4단계 (고도비만)

※ 출처: 일본비만학회 '비만진단기준 2011'

그보다는 날씬한 편이 좋습니다. 하지만 너무 마른 경우도 암 발생률을 높이므로 지나친 다이어트를 할 필요는 없습니다. 살찐 것도 아닌데 다이어트를 하는 여성은 주의해야 합니다.

그러면 아이들이 비만일 경우에는 어떻게 하면 좋을까.

익히 알려진 방법이지만 식사조절과 운동을 권합니다. "칼로리를 줄이려면 운동보다는 식사를 줄이는 편이 낫다"고 하는 사람도 있는데, 운동을 하지 않으면 기초대사량이 늘어나지 않습니다. 이런 방법으로는 아무리 식사로 칼로리를 제한하더라도 다이어트 효과는 별로 없을 뿐 아니라 설령 살이 빠지더라도 요요현상이 올 가능성이 높습니다.

반대로 절대로 해서는 안 되는 것은 '야채만 먹기', '과일만 먹기',

'낫토만 먹기' 등의 영양결핍 다이어트입니다. 이런 다이어트는 단기적으로는 살이 빠질지도 모르지만 몸을 망가뜨리고, 예전의 식사로 돌아가면 반드시 요요현상이 생기기 마련입니다.

또한 최근 화제가 되고 있는 당질 제한 다이어트도 그다지 추천하지 않습니다. 밥 양을 줄이는 정도라면 괜찮겠지만 당분을 전혀 섭취하지 않는 극단적인 방법은 위험합니다.

인간에게 있어 당질(탄수화물), 단백질, 지방은 3대 영양소이며 건강유지를 위해 필수불가결한 것으로 당질 제한을 장기간 지속할 경우 간과 위가 손상될 위험이 높은 것뿐만 아니라 심근경색으로 사망할 확률을 높인다는 연구 결과도 있습니다.

저희 가족이나 지인들에게도 극단적인 다이어트는 권하지 않습니다. 식사를 하루 세끼 모두 먹을 필요는 없지만, 3대 영양소를 균형 있게 섭취하고 전체적인 식사량을 조금씩 줄여가면서 운동을 하라고 조언하고 있습니다.

가족이 머리숱이 적다면

"아버지 머리가 벗어졌으니 나도 나중에 머리가 벗어지겠지"라며 의대 다닐 때 만난 친구가 한숨을 쉰 적이 있습니다.

머리숱이 적은 체질은 유전되기 때문에 그 친구도 머리가 벗어지긴 하겠지요. 하지만 "남성의 40%가 남성형 탈모증AGA, Androgenetic Alopecia(남성호르몬에 의한 탈모증)에 걸리고 80세까지 80%의 남성이 남성형 탈모증(AGA)이 된다고 하니 너무 걱정하지 마라"고 위로해 주었습니다.

남성형 탈모증, 즉 AGA는 병이 아닙니다. 혈액 중의 남성호르몬이 산소와 만나면 '5αDHT(5α디하이드로테스토스테론)'라는 악성호르몬으로 바뀌는데, 이것이 모발이 다시 돋아나는 주기에 영향을 끼쳐 모발 생장주기를 단축시키거나 모근을 위축시키기 때문에 발생합니다.

그리고 악성호르몬이 영향을 끼치는 범위는 머리 가마 주위, 이마 등 머리카락이 나기 시작하는 가장자리에 집중되기 때문에, 옆머리와 뒷머리 이외의 머리카락이 가늘어집니다. AGA는 계속 진행되는 특성 때문에 방치해 두면 탈모 범위가 점점 넓어져 결국에는 대머리가 됩니다.

따라서 남성호르몬이 증가할 경우 남성이라면 누구라도 생길 수 있는 증상입니다. 증상이 발생하는 평균 연령은 20~35세이지만, 사춘기인 10대에 발생하는 경우도 있다고 합니다. 신경 쓰인다면 '리업RiUP' 같은, 발모 효과를 일본에서 공식 인정받은 발모제를 사용해도 됩니다. 최근에는 AGA 전문 클리닉도 있으므로 일단 진찰받아보는 것이 좋습니다.

다만 간 관련 질환, 심부전, 악성종양(암), 빈혈, 거식증 등을 계기로 탈모가 되는 경우도 있으므로 주의해야 합니다.

그나저나 저와 10대인 아들이 AGA가 되면 어떻게 해야 할까요. 제 나이쯤 되면 그다지 당황하지 않고, 오히려 머리를 깨끗이 밀어도 좋지 않을까 생각합니다. 그런데 아들은 어떻게 하면 좋을까요. 앞으로의 인생을 생각하면 전문의에게 진찰 받는 것이 좋겠습니다.

그런데 2장의 주제인 '체질'이란 무엇일까요. 지금까지 얘기한 고혈압, 비만, AGA는 유전성이 강하지만 '유전병'이라고 하지는 않습니다. 유전병은 특정 유전자를 갖고 있으면 멘델의 법칙*에 따라 분명하게 발생하는 병으로 혈우병이나 일부 백혈병이 여기에 해당됩니다.

이에 반해 예를 들어 비만유전자로 알려진 β3아드레날린 수용체의 유전적 다형성(집단에서 1% 이상의 빈도로 존재하는 유전자 변이)을 물려받은 경우, 그렇다고 해도 반드시 비만이 되는 것은 아닙니다.

'암 집안', '고혈압 집안', '대머리 집안'이라고 말하는 경우도 있지만, 왜 그 집안에 그런 병이나 증상이 생기는지 의학적으로도 아직 해명되지 않고 있습니다. 그렇기 때문에 체질이라고 하는 애매한 말로 적당히 얼버무리고 있는 것이 현실입니다.

그러면 다음 장에서는 방치하면 위험한 병, 다시 말해 반드시 고쳐야 하는 병에 대해서 이야기를 계속해 가겠습니다.

---

* 멘델이 완두콩 실험으로 밝혀낸 유전에 관련된 법칙

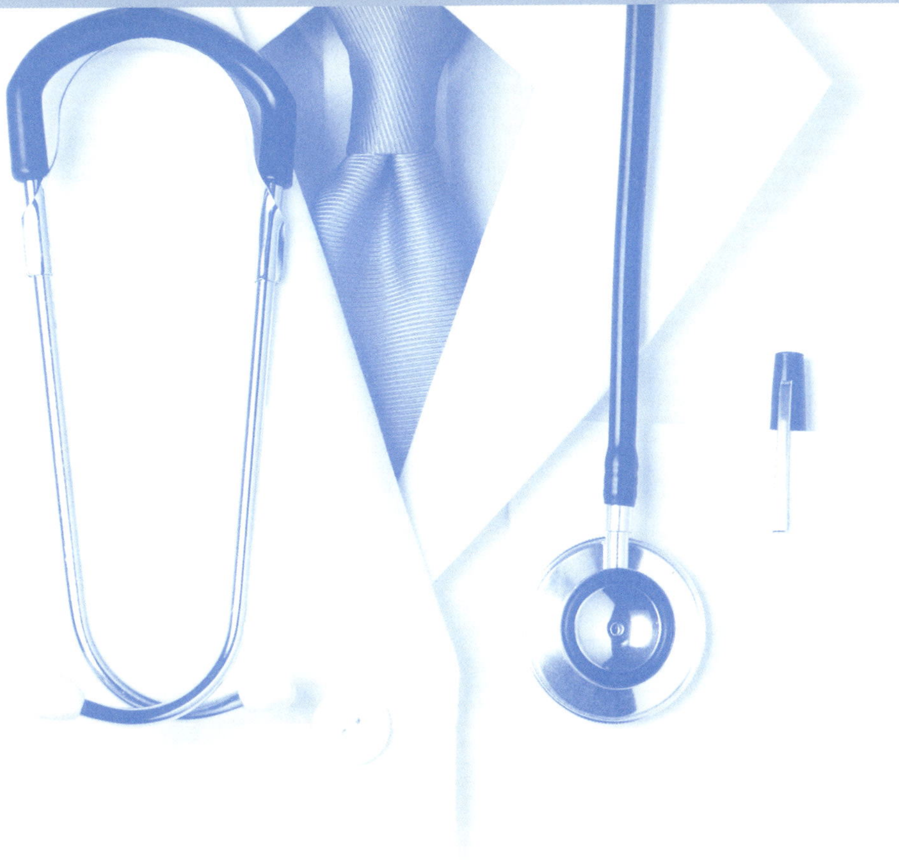

제 3 장

반드시 고쳐야 하는 병

가족이 부정맥이라면

심장 박동이 너무 빠르거나(빈맥), 너무 느리거나(서맥) 해서 맥이 불규칙적인 상태를 '부정맥'이라고 말합니다. 의학사전에는 "심장 박동 리듬의 이상으로, 심장에 흐르는 전기 자극이 비정상 경로로 흐르면서 발생하는 경우가 많다"고 적혀 있지만 잘 이해되지 않는 사람이 많을 것입니다.

간단히 설명하겠습니다. 우선 자동차와 같은 4사이클 엔진을 떠올려봅시다. 4사이클 엔진은 흡입, 압축, 폭발, 배기의 규칙적인 네 가지 공정을 거쳐, 피스톤을 동작시켜 바퀴를 움직이는 것입니다. 심장도 마찬가지로 좌심실, 우심실, 좌심방, 우심방의 네 군데 공간이 있고, 그 네 군데 공간이 일정한 리듬으로 확장과 수축을 순차적으로 반복하면서 전신에 혈액을 보내거나, 전신을 순환한 혈액을 받아들이거나 합니다.

그리고 이런 사이클을 유지하기 위해 전기 계통의 조직(심장 근육의 일부에서 발생한 미량의 전기가 흐르는 구조)이 자극을 주는데, 전기자극이 비정상 경로를 통과하면 리듬이 무너져 부정맥이 됩니다.

부정맥에는 치명적인 것과 방치해도 되는 것이 있습니다.

치명적인 것은 심장 펌프 기능에 이상이 있는 경우입니다. 예를 들어 좌심실이 수축할 때 (혈액이 가득 차 있어야 하는데) 혈액이 비어 있거나, 혈액을 내보내는 심실이 불규칙적으로 부들부들 떨려서(심실세동) 혈액을 내보내지 못할 경우, 심정지 상태에 이르게 됩니다. 이 경우 의식을 잃기 때문에 구급차로 병원에 옮겨 응급치료를 해야 합니다. 목숨을 건진 후에는 심박조율기Pacemaker를 삽입해야 할 수도 있습니다.

한편 맥이 천천히 뛰는 것이 서맥徐脈인데 특별히 불편한 증상이 없다면 괜찮습니다. 그리고 운동할 때의 빈맥은 걱정할 필요가 없습니다. 그 외에 '호흡부정맥呼吸不整脈'이라고 부르는, 잠잘 때 발생하는 부정맥도 있는데 전혀 걱정할 필요 없습니다. 평생 20억~30억 회 뛰는 심장이 휴식을 취하는 상태라고 알려져 있습니다.

건강검진 심전도 검사에서 이상이 발견되면 정밀검사 후 대부분은 항부정맥제를 처방받습니다. 하지만 최근 부정맥 치료가 발전해 대부분 치료가 가능하기 때문에 걱정할 필요는 없습니다.

다만, 치료는 심장 전문 순환기내과에서 받기 바랍니다. 왜냐하면 순환기 전문 의사만이 심전도를 잘 알고, 정확히 판단할 수 있기 때문입니다. 대형병원에는 반드시 순환기내과가 있는데, 가깝지 않아 불편할 때는 근처 의원도 괜찮습니다. 다만, 진료과목 순서가 '순환기내과, 내과'로 되어 있는 곳을 선택하시기 바랍니다. 그렇게 하는 것이 순환기내과 전문의가 개업한 곳일 가능성이 높습니다. 반면에 '내과, 소화기내과'로 되어 있는 곳에는 저라면 가지 않습니다.

추가로 순환기내과 전문의를 찾을 때는 '일본 순환기학회' 홈페이지 '순환기전문의' 페이지에서 시도 지역별로 검색할 수 있습니다. 꼭 활용해 보세요.

가족이 간염이라면

간염은 주로 A형, B형, C형, D형, E형, F형, G형, H형의 8종류 바이러스 감염으로 인해 발생하는데, 일본에서는 A형, B형, C형이 대부분입니다. 간염은 본래 일시적인 것으로 1~2개월 내에 회복됩니다. 다만, 아주 드물게 '전격성 간염'(급성 간부전)*으로 진행되는 경우가 있으므로 주의해야 합니다.

A형 간염은 A형 바이러스에 오염된 물을 마시거나 물고기를 먹었을 때 입을 통해 감염(경구감염)됩니다. 특히 위생 상태가 나쁜 지역에는 A형 바이러스가 많습니다. 일본에서도 위생 상태가 청결하지 못했던 시대에는 많은 사람들이 A형 간염에 감염되고는 했습니다. 현재는 어패류 생식(특히 굴)으로 인한 감염이 많고, 일본에서

* 급성 간부전: 기존에 간질환 앓은 적이 없는 사람에게 최초 간 기능 이상이 발생 후 8주 이내에 급격하게 고도의 기능장애를 일으키는 경우

는 생굴을 먹는 겨울부터 봄에 집중적으로 발병합니다.

또한 위생 상태가 나쁜 외국을 여행하다 감염되는 경우도 많은데, 현재 일본에서 발견되는 A형 간염의 80%는 해외에서 귀국한 사람들에게서 발병되었습니다. 그러므로 해외로 나갈 때는 예방접종을 받는 것이 좋습니다.

감염 후 약 1개월의 잠복 기간을 지나 권태감, 식욕부진, 구토, 발열 등의 증상이 나타나는데, 보통의 건강한 사람이라면 특별한 치료는 필요 없고, 만성이 될 가능성도 없습니다. 다만 드물게 고령자의 경우 전격성 간염*으로 진행되거나 위부전이 함께 발병하는 경우도 있습니다.

A형 간염은 한 번 걸리면 체내에 항체가 생성되기 때문에 두 번 걸리지는 않습니다. 즉 A형 간염은 감기 같은 것이기 때문에 그다지 걱정할 필요는 없습니다.

한편 B형 간염 바이러스의 감염 경로는 주로 수혈, 성관계, 모자母子감염**으로 잠복기간은 1~6개월입니다. 성인이 B형 간염 바이러스에 감염된 경우 급성간염을 일으키든가, 아니면 증상 없이 완치됩니다.

예전에는 수혈에 의한 B형 간염이 매우 많았지만 지금은 걱정하

* 간질환 병력이 없는 사람에게 심한 간손상이 발생해 급격히 간성 뇌증으로 진행되는 질환

** 태아기 또는 출산 전후에 엄마로부터 아이에게 직접 옮아가는 감염

지 않아도 됩니다. 또한 임산부는 반드시 B형 바이러스 검사를 받도록 되어 있고 양성인 경우 백신접종을 하기 때문에 모자감염도 없어졌습니다. 다만 B형 바이러스는 감염력이 매우 강해 병원 등에서 환자에게 사용했던 바늘에 찔려 감염되기도 합니다. 그래서 현재는 의료 종사자에게도 백신접종을 하게 되었습니다.

이처럼 과거 성행하던 감염 경로는 거의 없어졌는데 문제는 젊은이들의 타투(문신), 불특정 다수와의 성관계로 인해 감염되는 경우가 많아진 것입니다.

증상은 A형과 마찬가지로 권태감, 식욕부진, 구토 등이 있습니다. 그렇지만 A형에 비해 증상이 나타나지 않는 '무증상 감염'이라고 불리는 형태가 많고, 이런 경우는 그냥 자연스럽게 낫는 경우가 대부분입니다. 다만, 유아기에 감염된 사람은 성인이 된 후에 발병할 경우 급격히 증상이 악화되어 사망하는 경우도 있으므로 주의해야 합니다.

마지막으로 C형 간염의 경우입니다. 혈액이나 체액으로 감염되는데, 현재 일본에는 190만~230만 명의 감염자가 있는 것으로 추측하고 있습니다. 바이러스의 감염력은 약하며, 모자감염이나 성관계에 의한 감염 비율도 낮지만, 방치하면 60~80%가 만성이 되는 좀 더 성가신 간염입니다.

C형 바이러스는 1989년에 발견되기까지 '비A형 비B형 바이러스'로 불렸으며 정확한 정체를 알 수 없었습니다. 헌혈에 C형 바이러

스 검사가 도입된 것도 같은 해(1989년)이므로 그 이전에 수혈 받았던 사람 중에도 감염자가 꽤 있지 않았을까 추측됩니다.

C형 간염은 A형, B형에 비해 증상이 약하고, 전격성 간염으로 진행되는 경우도 거의 없습니다.

그렇기 때문에 모르는 사이에 만성이 되는 경우가 많고, 일단 만성이 되면 자연치유는 어렵습니다. 그리고 만성이 되고 20~30년 후에는 간경변, 그 후 5~10년 후에는 느리지만 확실하게 간암으로 진행됩니다.

C형 바이러스용 백신은 아직 개발되지 않았지만 '소발디', '하보니'라는 항C형간염제가 등장해, 머지않아 C형 간염도 치료가 가능해질 것으로 보입니다. C형 바이러스를 죽이는 것으로 알려진 '인터페론'도 3명 중 1명밖에 효과가 없는 것으로 볼 때 이 항C형간염제는 매우 획기적이라고 할 수 있습니다.

추가로 B형, C형 간염은 성병STD, Sexually Transmitted Disease으로도 분류됩니다. 자신이 간염 병력이 있는데도 불구하고 피임기구를 사용하지 않고 성관계를 가질 경우, 상대방으로부터 상해죄로 소송당할 수도 있습니다.

가족이 위궤양이라면

'위胃는 마음의 거울'이라고 합니다. 그래서 직장이나 인간관계 등에서 심한 스트레스를 받으면 하룻밤 새 위궤양이 생기는 경우도 많습니다.

위는 음식물을 소화시키기 위해 염산과 펩신 등이 포함된 강력한 소화액(위액)을 분비합니다. 위궤양은 어떤 원인으로 인해 위액이 과도하게 분비되어, 음식물뿐만 아니라 위 자체를 소화시킬 정도로 작용하여 위 점막과 아래에 있는 근육이 짓무르거나 움푹 파이는 병입니다. 십이지장궤양과 더불어 '소화성 궤양'으로 불리고 있지만 목숨이 위태로울 정도의 병은 아닙니다.

평소 위벽이 녹지 않는 것은 방어인자와 공격인자가 균형을 이루고 있기 때문입니다. 위 표면의 점액은 방어인자, 염산과 펩신은 공격인자로 작용합니다. 하지만 균형이 무너져 방어력보다 공격력이 강해지면 위액은 위벽 조직까지 녹이기 시작합니다. 또한 위액은 정상적으로 분비되더라도 위 점막의 저항력이 저하되면 공격력이 상대적으로 우위가 됩니다.

이처럼 위궤양의 발병을 공격인자와 방어인자 간에 작용하는 힘의 관계로 설명하는 학설이 '위궤양 천칭설天秤說'입니다. 덧붙여 공격인자를 강하게 하는 요소에는 스트레스, 영양장애, 세균 감염, 체질, 성격 등이 있습니다. 한편 자율신경과 호르몬의 활동이 나빠지면 방어인자가 약해지는데, 자율신경과 호르몬의 활동을 망가뜨리는 가장 큰 요인은 스트레스이므로 위궤양은 스트레스에 대한 신체의 반응이라고 할 수 있습니다.

위궤양의 대표적인 증상은 명치나 복부통증, 가슴이 타는 듯한 느낌, 트림, 구토, 토혈(궤양에서 나온 피를 토함), 혈변 등이 있습니다. 그리고 통증의 정도는 극심한 통증부터 가벼운 통증까지 사람에 따라 제각각입니다.

위궤양이 심하면 토혈, 혈변, 천공, 협착 등의 합병증이 발생해 수술이 필요한 경우도 있지만, 최근에는 위액 분비를 억제하는 H_2 차단제H_2Blockers나 PPIProton Pump Inhibitor, 프로톤펌프 억제제 등 뛰어난 치료약이 개발되어 있어 약을 먹는 것만으로 대부분 치료됩니다.

따라서 가족이 위궤양에 걸렸을 경우라면, 너무 뻔한 방법이겠지만 저는 약을 먹이고 정신적인 스트레스와 피로가 쌓이지 않도록 평온한 마음을 가지도록 할 것입니다. 또한 불규칙적인 생활과 수면 부족, 폭음과 폭식을 하지 않도록 주의시킬 것입니다. 덧붙여 저의 경우는 평온한 생활은 오히려 스트레스 요인이 되기 때문에 지금처럼 한 손에는 약을 들고 바쁜 생활을 보내게 되겠지요.

한편 헬리코박터 파일로리Helicobacter pylori(이하 헬리코박터균)가 위에 살고 있으면 위염뿐만 아니라 위궤양, 위암이 되기 쉽습니다. 왜냐하면 헬리코박터균은 공복 때 pH(수소이온 지수. 7이 중성, 7보다 크면 알칼리성, 7 미만은 산성)가 1~2인 강한 산성의 위액에서도 살 수 있기 때문에 '우레아제'라는 효소를 발생시켜 위 안의 요소尿素를 분해하여 암모니아를 만들어냅니다. 암모니아는 알칼리성이므로 헬리코박터균 주위를 중화시켜 헬리코박터균이 살 수 있는 환경을 만들면서 동시에 위 점막에 상처를 입혀 위염이나 위궤양의 원인이 됩니다.

헬리코박터균만 제거하면 위염, 위궤양, 위암 등 위에 관련된 질환을 모두 해결할 수 있는 것은 아니지만, 헬리코박터균이 위암의 원인인 것은 확실합니다.

결국 위궤양이 계속 재발하는 사람은 담당의사와 상담하여 헬리코박터균을 없애는 것도 치료방법 중의 하나입니다.

가족이 과민성 장증후군이라면

친구를 통해 기업 건강검진을 담당했던 젊은 의사의 이야기를 들은 적이 있습니다.

"영업부 목표달성 순위에서 실적이 우수한 사람들의 3분의 2가 설사를 하고 있었습니다. 영업부 직원들은 얘기를 들으면 들을수록 온통 설사 얘기뿐이라 스트레스가 엄청나게 쌓여 있구나, 생각했습니다."

최근에 "출근 중에 항상 화장실이 급해서 지하철역 화장실로 달려간다", "회의가 있으면 언제나 설사를 한다"는 사람이 증가하고 있는 것으로 보입니다.

이것은 과도한 스트레스 등이 원인이 되어 설사, 변비, 복부이상을 반복하는 과민성 장증후군IBS, Irritable Bowel Syndrome이라고 하는 병으로 20~30대 남성에게 많이 나타나고 있습니다.

'뇌와 장의 상관관계'라는 말이 있을 정도로 장은 뇌와 밀접한 관계가 있습니다. 뇌가 불안이나 스트레스를 느끼면, 그 신호가 장에 전달되어 장운동에 영향을 끼친다는 것이 밝혀졌습니다. 과민성 장증후군은 이 신호가 너무 민감하게 전달되어 장이 과도하게 반응하는 것입니다. 최근에 뇌와 장의 상관관계에 세로토닌이라는 물질이 깊이 관련되어 있고, 장내 세로토닌을 조절함으로써 스트레스를 받아도 증상을 억제할 수 있다는 것이 밝혀졌습니다.

세로토닌이라고 하면 뇌에 존재하는 물질로 알고 있는 사람이 많은데, 실제로 뇌에 있는 세로토닌은 전신에 있는 세로토닌 양의 1~2%에 불과하고 90%는 장에 존재합니다. 뇌가 스트레스를 느끼면 그 스트레스가 뇌로부터 장으로 전달되고 장내에서 다량의 세로토닌이 활동하여 장이 과도하게 반응하여 복부 이상을 일으킵니다. 그 결과 대장의 연동운동이 왕성해져 내용물의 수분을 충분히 흡수하지 못한 채 배설하면 설사, 반대로 연동운동이 감소하면 내용물의 수분이 과도하게 흡수되어 변이 딱딱해지는 변비가 되는 것입니다.

과민성 장증후군의 치료는 음식 조절법(향신료나 차가운 음료, 기름이 많은 음식을 피하고, 유제품이나 술도 설사를 유발할 수 있으니 삼가기), 운동 치료법(적당한 운동은 장운동을 조절하는 효과가 있는 것으로 알려져 있고, 기분전환, 스트레스 해소에도 도움이 되므로 체조나 산책 등 가벼운 운동을 추천), 약물 치료법이 있습니다.

의사가 처방하는 약에는 세로토닌3수용체억제제(장내 세로토닌 작용을 억제해 설사나 복부 불쾌감을 억제한다), 유산균제제(장내 환경을 조절한다), 고분자중합체(변의 수분량을 조절해 적당한 굳기로 만든다) 등이 있습니다.

또한 과민성 장증후군 환자 중에는 심료내과心療內科*에 다니며 일반 심리요법과 자율훈련법을 받는 사람도 있습니다.

자율훈련법은 독일의 정신의학자 요하네스 하인리히 슐츠가 고안한 자기암시훈련법으로 스스로 긴장을 풀어 불안, 스트레스로 흐트러진 자율신경(교감신경과 부교감신경)의 균형을 조절하는 방법입니다. 과민성 장증후군과 스트레스는 깊은 관련이 있으므로 치료 효과를 기대할 수 있습니다.*

그런데 대부분의 사람들은 '설사나 변비 정도로 매번 병원에 갈 수 없으니 약을 사 먹는 것으로 충분하다'고 생각합니다. 저도 자주 설사를 하는데 병원에 가지 않고 약국에서 약을 사 먹습니다.

의사라면 당연히 "약 사 먹는 정도로 끝나면 만성이 될 가능성이 있습니다. 사소한 것으로도 복부이상이 발생할 수 있으니 병원에서 제대로 치료받아야 합니다"라고 얘기해야겠지만, 저도 약을 사 먹는 입장에서는 설득력이 떨어지겠지요.

---

* 정신적인 원인으로 신체에 생긴 질환을 치료하는 진료과목으로 일본에는 있으나 한국에는 아직 도입되지 않았다. 정신과는 정신질환을 전문적으로 취급하지만, 심료내과는 심신증(心身症), 즉 신체 질환으로서 몸에 나타나는 증상을 다룬다.

그보다는 스트레스 사회라고 일컬어지는 현대 사회에서 “요즘 같은 세상에 과민성 장증후군은 당연하지. 설사하면 약 사 먹으면 돼”, “출근할 때 항상 설사를 하니까, 매번 지하철역 화장실에 들러서 가기로 했다” 등으로 생각하는 것이 더 현실적일 것 같습니다. 심각하게 생각할 것이 아니라 자연스럽게 생각하는 것이 오히려 스트레스를 줄이는 생활로 이어져 과민성 장증후군을 완화시키는 방법일 것이라 생각합니다.

가족이 치주질환이라면

옛날 이야기를 해서 죄송하지만 "사과를 깨물면 잇몸에서 피가 나지 않습니까"라는 TV 광고가 기억나십니까? 어느 치약회사가 만든 치주질환 예방 광고인데 아직까지 광고 문구가 기억나는 것을 보면 꽤 잘 만든 광고인 듯합니다.

하지만 "잇몸에서 피가 나도 금방 멈추고, 통증도 없으니 신경 쓰지 않는다"며 가볍게 생각하는 사람이 많습니다.

분명 치주질환균포르피로모나스 진지발리스, Porphyromonas gingivalis에 감염되어도 초기에는 통증이 없습니다. 하지만 치주질환이 진행되면 이가 빠지는 것뿐만 아니라 세균이 체내에 숨어들어 심각한 병을 일으킬 가능성이 있다고 합니다. 치주질환은 30대 이상의 일본인 70%가 감염된 병으로, 절대 얕보면 안 되는 병입니다.

만약 28개 이가 전부 감염되면 치주질환균과 잇몸에 닿는 면적이 72cm²나 되는데 거의 손바닥 크기에 맞먹는 면적입니다. 다시 말해 치주질환은 만성 염증과 출혈을 반복하는 손바닥 크기의 궤양을 입 안에 달고 사는 것과 마찬가지입니다. 그리고 극심한 통증과 함께 이가 하나씩 빠져 30~40대에 전체 틀니(완전틀니)를 하게 되는 웃지 못할 일이 발생하는 경우도 있습니다.

치주질환균은 혐기성균(공기를 싫어하는 특성이 있는 세균)이기 때문에 치주질환이 진행되는 과정에서 잇몸에 있던 세균이 모세혈관에 들어가 두통, 권태감 등으로 몸 상태가 나빠집니다. 그뿐만 아니라 당뇨병, 심근경색, 협심증, 뇌혈전, 뇌경색 같은 생명을 위태롭게 하는 심각한 병을 일으키는 경우도 있습니다. 심근경색으로 사망한 사람의 혈관 내 혈전을 조사해 보니 치주질환균이 발견되었다는 연구 결과도 많이 있습니다.

또한 치주질환균은 여성의 건강과도 밀접한 관계가 있습니다. 치주질환균은 생리 기간에 분비되는 여성호르몬(에스트로겐)을 영양분으로 해서 계속 증식해 갑니다. 치주질환이 있는 여성이 임신할 경우 미숙아 출산이나 조산이 될 가능성이, 치주질환이 없는 여성의 7배, 주기적으로 술을 마시는 사람의 3.5배, 노산의 2배라는 연구 결과도 있을 정도입니다.

이처럼 치주질환균은 전신의 수많은 병과 관련이 있으므로 '기껏해야 치주질환'이라고 가볍게 여기지 말고 빨리 대비해야 합니다.

지금까지는 치주질환을 예방하려면 칫솔질만 열심히 하면 된다고 얘기되어 왔습니다. 하지만 최근에는 아무리 입안이 지저분해도 치주질환이 없는 사람이 있는가 하면, 아무리 열심히 양치질을 해도 치주질환이 생기는 사람도 볼 수 있습니다. 따라서 치주질환은 단순한 감염병이 아니라 여러 가지 환경 요인과 유전 요인이 복합되어 발생하는 생활습관병이 아닐까 추측되고 있습니다.

그렇다고는 해도 가정에서 할 수 있는 치주질환 예방법은 역시나 열심히 양치하는 것과 구강관리일 것입니다. 저는 3개월에 한 번 치과에 가서 치석을 제거하고 있습니다.

입안에 통증이 생기고 나서야 충치라고 착각해서 치과에 가는 사람이 많은데, 만약 치주질환으로 진단받을 경우 어쨌거나 적극적으로 치료해야 합니다. 치주질환이 생긴 치아가 많은 상태라면 치료하는 데 시간이 오래 걸리겠지만 끈기를 가지고 치료를 받아 완치되도록 하십시오. 또 이후에도 정기적으로 치과에서 검사를 받는 것이 중요합니다.

가족이 녹내장이라면

일본인의 실명 원인 2위를 차지하고 있는 것이 녹내장(1위는 당뇨망막병증*)으로 혹시 녹내장에 걸렸다면 반드시 병원에서 치료받아야 합니다.

아내나 부모님이 "요즘 잘 안 보여", "시력이 떨어진 것 같아", "시야가 좁아졌다" 등 녹내장이라 의심할 만한 증상을 호소하면 "빨리 안과에 가세요"라고 말하는 것 외에는 방법이 없습니다.

녹내장은 안구 내부 압력(안압)이 높아져 시야가 좁아지는 병입니다. 그런데 진행이 매우 느리고, 양쪽 눈에 동시에 생기는 경우가 드물다 보니 알아차리지 못하고 점점 악화되어 돌이킬 수 없는 상태에 이르는 사람도 많습니다.

---

* 당뇨병으로 인해 망막에 손상이 생기는 합병증으로 실명의 위험이 매우 높다.

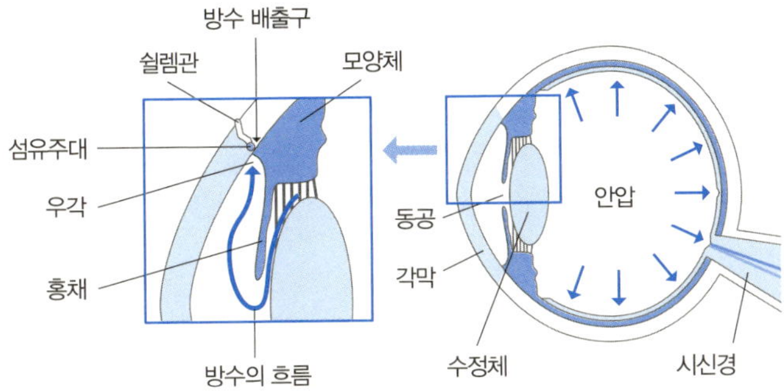

도표 10　눈의 구조

안압이 상승하는 원인에 따라 원발성녹내장原發性綠內障, primary glaucoma, 발육이상녹내장發育異常綠內障, developmental glaucoma, 속발성녹내장續發性綠內障, secondary glaucoma으로 나뉘며, 원발성녹내장과 속발성녹내장은 다시 개방우각녹내장開放隅角綠內障, open angle glaucoma과 폐색우각녹내장閉塞隅角綠內障, close angle glaucoma으로 분류됩니다.

안구 속에는 방수房水, aqueous humor라고 부르는 물이 순환하고 있습니다. 방수의 유입량이 많아지거나 배출량이 적어지면 안압이 높아집니다(도표 10).

방수는 우각隅角이라고 하는 부분에서부터 필터에 해당하는 섬유주대纖維柱帶, 쉴렘관Schlemm's canal을 거쳐 눈 밖으로 나가는데, 섬유주대가 어떤 이유로 인해 서서히 막히면서 방수의 생성과 배출의 균형이 붕괴되면 안압이 상승해 시각이상이 발생합니다.

하지만 최근의 대규모 조사에서 일본인 녹내장의 70%는 안압이 정상(10~21mmHg)인 것으로 판명되었습니다. 이것을 '정상 안압 녹내장'이라고 하는데, 정상 안압일지라도 안압을 좀 더 내리면 증상이 완화된다고 합니다.

만성 녹내장이 되면 안압을 낮추는 안약을 평생 달고 살아야 합니다. 한 번 잃어버린 시신경 손상은 회복할 수 없으며, 치료의 목표는 안압 조절로 바뀝니다.

한편 급성 녹내장의 경우 우선 약물로 안압을 낮춘 다음, 레이저로 홍채 밑동 근처에 구멍을 뚫거나 홍채 주변을 일부 절제해서 방수의 배수에 필요한 우회로를 확보하는 수술을 하는 경우가 많습니다.

녹내장은 중장년의 대표적인 병으로 원시안경을 쓰는 시점부터 발생 빈도가 높아지므로 40세를 지나면 1년에 한 번은 안과에서 진찰받는 것이 좋습니다.

가족이 전립선 비대증이라면

전립선은 정자를 보호하는 전립선액을 만드는 장기로 요도를 둘러싸듯이 위치해 있습니다. 전립선 비대증은 전립선 조직이 혹처럼 커져 요도를 압박해 배뇨를 어렵게 하고 잔뇨감이 심해지는 등 다양한 증상을 동반하는 병입니다. 중장년 남성의 대부분에게 혹이 확인되지만 이 정도로는 아직 병이라고 할 수 없습니다. 혹으로 인해 여러 증상이 나타나면 비로소 '전립선 비대증'이라고 진단합니다. 원인은 남성호르몬과 여성호르몬의 균형에 변화가 생긴 것 때문이 아닌가 하고 추측하고 있습니다. 정상적인 남성에게 일어나는 갱년기장애처럼 생리적인 변화입니다. 따라서 나이가 들어가면서 남성에게 나타나는 자연스러운 병증이라고 받아들여야 합니다.

그렇지만 전립선 비대증이 진행되면 드물지만 요폐尿閉(배뇨가 불가능한 증상)가 생기거나 신장에 소변이 고이는 수신증水腎症, 신부전, 요독증을 유발하는 경우도 있으므로 주의해야 합니다. 소변을 보고 싶어도 배에 힘을 주지 않으면 배뇨가 불가능한 상태라면 비뇨기과에서 진찰을 받아야 합니다.

비뇨기과에서는 항문을 통해 손가락을 직장에 넣어서 전립선을 만져보면서 검사하는 전립선 직장수지검사, 잔뇨 측정, 요류량尿流量 측정, 초음파검사, 요도방광경(요도, 방광을 관찰하는 내시경) 검사, 요도방광조영, PSAProstate Specific Antigen, 전립선암 종양 표시 검사 등이 진행됩니다.

그리고 전립선 비대증이라고 진단되면 경과 관찰, 약물치료, 수술치료를 하게 됩니다.

약물치료는 자율신경을 조절하는 약(하루날, 플리바스, 에브란틸, 유리에프 등)이나 전립선 혹을 크게 만드는 남성호르몬을 억제하는 약(푸로스탈 등)이 사용됩니다. 그러나 복용해도 즉각적인 효과는 그다지 없고 성욕 저하, 저혈압, 간 기능 저하 등의 부작용이 나타나는 경우도 있습니다.

한편 수술치료를 할 때는 요도를 통해 방광경을 삽입해 전립선을 레이저로 절제합니다. 피부를 절개하지 않기 때문에 수술 후 통증도 거의 없습니다. 또한 전립선의 온도를 높여 치료하는 고온치료법을 채택하고 있는 병원도 있습니다.

그런데 전립선 비대증이 전립선암으로 변한다고 오해하고 있는 사람도 있어서 말씀드립니다. 초기 증상은 비슷하지만 전립선 비대증이 전립선암이 되는 경우는 없습니다. 또 전립선 비대증이 되면 성기능 불구가 된다는 얘기도 있지만 이 또한 사실이 아닙니다. 분명 발기력이 저하되는 현상이 나타나기는 하지만, 전립선을 전부 절제하지 않는 이상 성기능은 남아 있습니다.

전립선 비대증은 남성에게는 피할 수 없는 병으로, 요실금이 빈번한 경우 일상생활에 지장을 초래할 것입니다.

다소 당황스러운 일도 있습니다. 50세를 넘긴 저에게 요실금 패드, 요실금 방지 속옷 등의 안내 메일이 오기도 합니다. 그러나 사용할 생각은 없습니다. 만약 제가 전립선 비대증이라면 수술로 치료할 생각입니다.

가족이 자궁근종이라면

자궁근종은 자궁에 종양이 생기는 병입니다. 하지만 양성良性이므로 목숨을 위협받을 걱정은 하지 않아도 됩니다. 다만 방치하면 10kg대까지 커지는 경우도 있습니다. 자궁근종은 여성호르몬과 밀접한 관계가 있기 때문에 폐경이 되면 작아집니다. 근종은 1개만 생기는 경우와 여러 개가 생기는 경우가 있고, 자궁 내 근종이 생기는 부위에 따라 점막하근종(자궁 내막 하층), 근층내근종(자궁 근육 내부), 장막하근종(자궁 외측 복막 아래쪽)으로 분류됩니다.

대표적인 증상으로는 생리과다와 생리통이 있으며, 그 밖에도 생리 이외의 부정출혈, 허리 통증, 잦은 소변 등이 있습니다. 증상은 근종이 생긴 부위에 따라 제각각인데, 젊은 사람은 임신하기 어렵게 되거나 유산되기 쉬우므로 출산을 희망하거나 예정인 사람은 산부인과에서 진찰을 받는 것이 좋습니다. 외래 방문의 일반적인 진찰과 초음파검사로 간단히 진단할 수 있습니다.

치료법은 근종이 생긴 부위와 증상에 따라 다르지만, 일반적으로는 약물치료와 수술치료가 있습니다.

약물치료법에는 폐경 상태로 만드는 약(가성 폐경 치료법)이나 필(경구피임약)을 사용하는 방법이 있습니다. 최근에 나온 필은 여성 호르몬 양이 적기 때문에 근종이 커지지 않고 증상도 완화되지만, 오랜 기간 복용할 수 없는 것이 문제입니다.

수술법에는 자궁은 그대로 두고 근종 부분만 잘라내는 근종절제술이 있고, 자궁절제술이 있습니다. 최근에는 이런 수술에 복강경(7장 '가족이 수술하게 되었다면'에서 설명)을 사용하는 병원도 늘어나고 있지만, 크기나 근종이 생긴 부위에 따라서 어려운 경우도 있습니다. 그 외에 자궁에 영양을 공급하는 동맥을 차단하는 자궁동맥색전술이라는 수술법도 있습니다.

그러면, 제 딸이나 아내에게 자궁근종이 생겼다면 어떻게 하면 좋을까요?

우선, 딸은 앞으로 결혼도 하고 아이도 낳을 것이기 때문에 자궁근종으로 인해 임신 가능성이 낮아지지 않는 한, 자궁근종의 절제는 권하지 않습니다. 이는 아무리 생리통이 심하더라도 생리혈이 많더라도 마찬가지입니다. 하지만, 자궁근종으로 인해 불임이 될 가능성이 있으면 치료할 수밖에 없습니다.

아내의 경우에는 이미 아이도 낳았고 앞으로 아이를 낳지 않을 상황입니다. 하지만 그럼에도 자궁근종의 절제는 권하지 않을 것입니다. 폐경이 되면 근종이 작아질 것이기 때문에 "내버려두면 자연스럽게 괜찮아진다"고 조언하겠습니다.

남성 의사 중에는 '고통이 심하면 자궁 자체를 절제하는 것이 좋다'고 하는 사람도 있습니다. 그러나 폐경 전이라면 자궁은 남겨두는 것이 좋겠습니다. 폐경 후라면 각자의 생각에 따라 결정하면 됩니다.

가족이 성병이라면

가족이 성병이라면……. 이는 매우 어렵고 민감한 주제입니다. 만약 저는 아무렇지 않은데 아내가 성병이거나 반대로 아내는 아무렇지 않은데 제가 성병이라면 이것은 힘든 이야기가 펼쳐질 상황입니다. 여기서는 아이가 성병에 걸렸을 때를 가정해서 설명하겠습니다.

우선 치료 가능한 성병에 걸렸는지 그렇지 않은지에 따라서 다르게 대처해야 합니다. 전자의 대표적인 것으로는 매독, 첨형 콘딜로마condylomata acuminate*, 클라미디아 감염증** 등이 있는데 약물치료로 단기간에 치료할 수 있으므로 즉시 비뇨기과(여성은 산부인과도

* 성기 주변에 사마귀가 생기는 것

** 클라미디아 트라코마티스(*Chlamydia trachomatis*)라는 세균에 감염되어 발생하는 질환

괜찮습니다)에서 진찰받기 바랍니다.

예전 일본에서는 '성병과'라고 당당히 간판을 내건 병원도 있었지만 최근에는 진료과목에 표기할 수 없게 되었습니다. 또 성병과라고 하면 창피해서 환자들이 찾아오지 않을 것입니다.

그리고 치료받을 때는 반드시 파트너와 함께 치료받기 바랍니다. 성병에 걸린 원인이 어느 쪽에 있든 함께 치료받지 않으면 한쪽이 치료되더라도 상대방으로부터 다시 병이 옮겨오는 일이 반복됩니다. 바람을 피운 것이 아니고 파트너하고만 성관계를 하고 있는데도 성병에 걸렸을 경우는 분명 상대방도 성병에 걸려 있습니다.

치료할 수 없는 성병의 대표로는 에이즈AIDS, Acquired Immune Deficiency Syndrome, 후천성 면역결핍증와 C형 간염이 있습니다. C형 간염은 '가족이 간염이라면'(3장)에서도 얘기했듯이 STD(성병)로 분류됩니다.

에이즈는 HIVHuman Immunodeficiency Virus, 인간 면역결핍 바이러스 외에도 수혈로 감염되는 경우도 있습니다. 하지만 감염되더라도 신약이 개발되어 최근엔 발병하지 않게 되었습니다. 이전에는 카포시 육종kaposi's sarcoma* 등이 함께 발병해 생명이 위태로워지는 경우도 많았지만 지금은 걱정할 필요 없습니다.

다시 말해 에이즈는 이미 제어 가능한 병이 되었기에 목숨을 잃

* 에이즈처럼 면역 체계가 손상된 사람들이 잘 걸리는 암

는 일은 거의 없습니다.

다만 약값이 매우 비싸기 때문에 일본을 비롯한 전액지원이 되는 선진국을 제외한 개발도상국은 비극적인 상황이 계속되고 있습니다. 또한 발병은 억제되더라도 감염력은 남아 있기 때문에 성관계를 할 때는 반드시 피임기구를 사용해야 합니다.

그런데 '일본에서 에이즈가 다시 증가하고 있다'는 보도가 있었습니다. 신약이 개발되어 발병하지 않는다는 인식이 퍼져 경계심이 약해진 것인지, 아니면 그 정보를 듣고 거꾸로 무분별한 성관계를 하는 사람이 늘어난 것인지는 알 수 없으나, 에이즈는 한 번 걸리면 낫지 않는 병입니다. 이 점을 깊이 생각해서 행동했으면 합니다.

한편 최근에 매독이 젊은 여성에게서 증가하고 있다고 일본 국립감염증연구소가 발표했습니다. 태아가 매독에 감염되면 심각한 장애가 남거나 사산되는 경우도 있으므로 아무쪼록 주의하기 바랍니다.

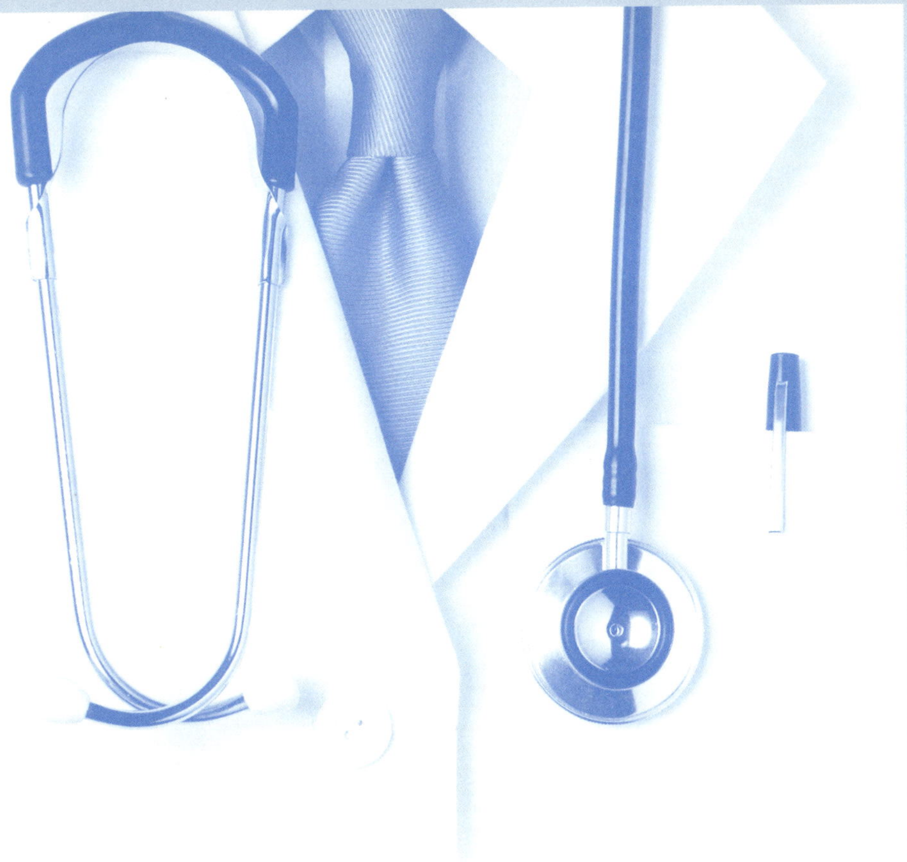

제 4 장

평생 안고 가야 하는 병

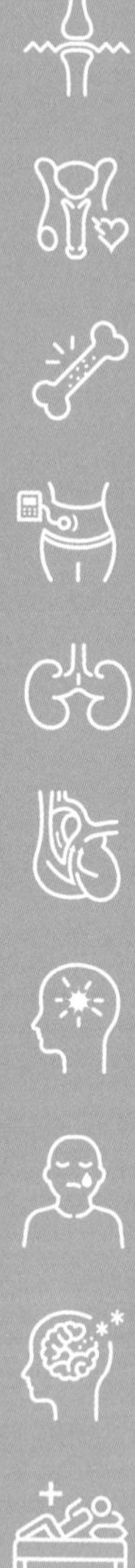

가족이 교원병이라면

교원병膠原病이라고 하면, 독자 여러분은 무척 어려운 이름의 병이라고 생각하실 듯합니다. 교원이라는 익숙하지 않은 말이 사용되었으니 당연할 것입니다.

교원이란 콜라겐을 말하는 것으로 1942년 미국 병리학자 폴 클렘페러Paul Klemperer가 류마티스열Rheumatic fever, 만성 류마티스 관절염, 전신 홍반성 루프스, 전신경화증, 피부근염, 다발성 동맥염을 '콜라겐병Collagen Disease'으로 명명하였고, 국내에서는 교원병으로 번역되었습니다.

이들 병의 원인은 자신의 신체 조직을 자신의 신체가 아니라고 인식해 면역거부반응免疫拒否反應, immune rejection response을 일으키는 것, 즉 자기면역반응입니다. 주로 피부나 관절 등 콜라겐이 존재하는 결합조직의 교원섬유膠原纖維, collagenous fiber에 변성이 일어나고, 남성보다는 여성에게 압도적으로 많이 발생합니다.

증상을 살펴보면 전신경화증은 전신의 피부가 딱딱해지고, 전신 홍반성 루프스는 전신에 나비 모양의 홍반이나 원형 홍반이 나타나지만, 전체적으로 교원병은 여러 장기에 영향을 주기 때문에 발열, 전신 권태감 등의 염증 증상, 관절염, 피부발진, 신경정신과적 증상, 신장장애, 심장과 폐 병변, 혈액 이상 등 다양한 증상이 나타납니다.

그런데, 어째서 자기면역이 이렇게 강하게 작용하는지는 제대로 알려진 바가 없습니다. 따라서 근본적인 치료법은 없고, 면역억제제나 스테로이드를 사용하면서 대증치료를 할 수밖에 없는 것이 현실입니다.

교원병은 치료가 어려운 병이지만 기본적으로 양성질환良性疾患, benign disease이므로 일부를 제외하고는 생명이 위태로운 병은 아닙니다. 그 대신에 평생 동안 안고 가야 합니다.

이처럼 교원병은 원인이나 치료법 등 아직 알 수 없는 부분이 많지만 심각하지 않은 병입니다. 독자 여러분도 친척이나 친구들 중에 "만성 류마티스 관절염에 걸렸다"는 사람이 많을 것입니다. 그리고 자기만의 독특한 식사법이나 한방치료, 때로는 종교적인 치료법에 빠져 있는 사람도 있을지 모릅니다. 물론 치유가 어렵고 오랜 기간 투병생활을 하고 있으면 있을 법한 일이지만 권하고 싶지 않은 방법입니다.

만약 저희 가족이 교원병에 걸렸다면 "완치되기를 바라지 말고, 약물치료를 계속 하면서 병을 제어하자"고 말할 것입니다. "낫기는 어렵지만 양성질환이니까 길게 보고 가자"고 딱 잘라 말해야 합니다.

가족이 갱년기장애라면

여성이라면 피할 수 없는 갱년기. 갱년기에는 불안, 발한, 안면홍조, 어깨결림 등 심신의 장애로 고생하는 여성이 많습니다.

여성의 폐경 연령은 50~51세로 알려져 있고, 일반적으로 폐경 전후 45~55세의 약 10년간을 '폐경기'라고 합니다. 하지만 폐경 연령은 개인에 따라 차이가 있어 40대 초반부터 시작되는 경우도 있습니다. 그리고 갱년기에 생기는 다양한 증상(도표 11)이 나타나 일상생활에 장애가 생긴다면 '갱년기장애'라고 진단합니다.

갱년기장애의 증상이나 고통, 불쾌감은 개인에 따라 차이가 크고, 병이라는 인식이 없어 병원에서 진찰받지 않는 경우도 많습니다. 나이대가 갱년기에 해당하는 사람이 심신에 원인을 알 수 없는 이상을 느꼈다면 빨리 산부인과에 찾아갈 것을 추천합니다.

갱년기장애의 원인은 폐경으로 인해 난소가 노화되어 '에스트로겐(난포 호르몬)'이라고 하는 여성호르몬의 분비량이 급격히 감소하는 것입니다. 에스트로겐이 감소하면 지금까지 에스트로겐으로 조절해 왔던 신체의 여러 가지 기능이 제대로 작동하지 않게 되고, 자율신경의 조절이 되지 않기 때문에 심신의 많은 부분에 이상이 발생합니다.

갱년기 5~10년 동안 신체에 급격한 변화가 생기고, 인생의 스테이지 하나를 끝내는 듯한 느낌은 어떤 것일까요. 남자인 저로서는 도저히 알 수 없는 것이어서 만약 아내가 갱년기장애로 고생하고 있다면 어떻게 해야 할지 고민스러운 부분입니다.

아마도 "갱년기장애는 때가 되면 반드시 낫는 병이니까 그때까지 병원에서 호르몬 치료HRT, Hormone Replacement Therapy를 받는 것이 좋겠어. 어쨌든 마음을 편하게 가져."라는 식의 뻔한 말밖에 해줄 수가 없을 듯합니다.

한편 남성에게도 갱년기장애LOH증후군, Late Onset Hypogonadism Syndrome는 있지만 여성에 비해 매우 은밀하고 조용히 진행되기 때문에 단순한 노화현상이라며 그냥 넘어가는 사람이 많습니다.

LOH증후군은 남성호르몬 테스토스테론의 감소가 원인이 되어 발생하며, 기력 감퇴, 발기부전ED, Erectile Dysfunction, 성욕 감퇴, 근력 저하, 답답함, 낙담, 불안 등 다양한 증상이 나타납니다. 게다가 테스토스테론의 분비량이 감소하면 당뇨병, 암, 심장병에 걸릴 위험이 높아진다고 알려져 있습니다.

도표 11 갱년기장애 증상

• 두통, 머리 무거움	• 생리불순, 부정출혈
• 안면홍조	• 피로감, 권태감, 무기력
• 눈부심, 이명	• 빈뇨, 요실금
• 초조함, 쉽게 화냄	• 손발 저림, 가려움
• 불안, 우울, 답답함	• 피부질환
• 심장 두근거림, 숨이 참	• 관절병
• 불면증	• 눈, 코, 입 건조
• 성교통, 질염	

※ 위 항목에서 10개 이상 해당하면 갱년기장애가 의심된다.

여성의 갱년기는 폐경 후 5년 정도가 되면 거의 끝나는 것에 비해 LOH증후군은 빠른 사람은 40대에 시작하고 늦을 경우 60~70대에도 나타나는 경우가 있어 여성 갱년기장애보다 오랫동안 겪는 경우도 있습니다.

가족이 골다공증이라면

골다공증은 말 그대로 뼈에 구멍이 생긴 것처럼(무, 우엉에 바람 구멍이 생기듯) 골밀도가 낮아져(뼈의 양과 질이 모두 저하되어 뼈의 강도가 약해져) 쉽게 골절되는 병입니다. 하지만 나이를 먹어가면서 뼈가 약해지는 것(원발성 골다공증)은 당연하므로(도표 12), 보통 사람들보다 뼈의 노화 속도가 빠를 때 골다공증이라고 진단합니다.

그러면 어째서 다른 사람보다 뼈가 약해지는 것일까요. 그 이유로는 젊은 시절부터 이어온 식습관, 운동습관이 있을 것이고, 그 외에는 유전적 요인이 있을 것으로 추측됩니다.

또한, 폐경 후의 여성에게 많이 나타나고 있어 여성호르몬의 분비량 저하로 인해 뼈가 약해지는 것이 아닌가 하는 의견도 있습니다. 그리고 여러 가지 병이나 치료를 위해 복용한 약 때문에 발생하는 경우도 있는데 이것을 '즉발성 골다공증'이라고 합니다.

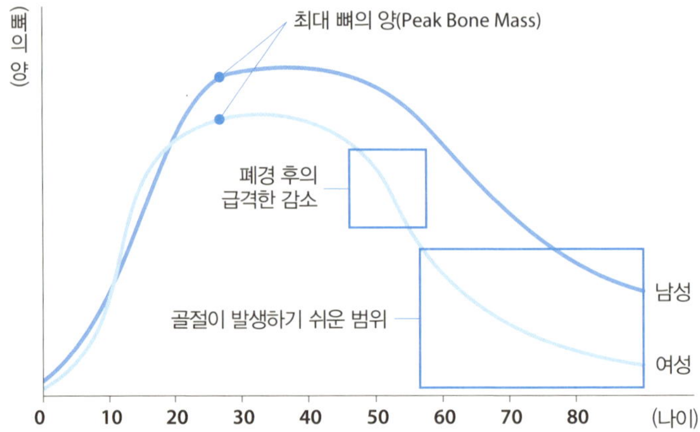

도표 12 나이에 따른 뼈의 양 변화

일본 비타민학회 『골다공증』 외 참고

골다공증으로 인해 뼈가 약해진다고 해도 직접적으로 목숨을 위태롭게 하지는 않습니다. 다만 골다공증으로 인해 골절이 되고 운동 기능에 제약이 생겨 자리에 눕게 된다면 걱정입니다. 특히 고령자가 넘어져서 척추나 대퇴부경부 등이 골절되면 대부분 자리에 눕게 되고 그 후로는 내리막길을 굴러가듯이 몸 상태가 악화됩니다.

골다공증 치료는 생활지도와 약물치료를 중심으로 진행됩니다. 약은 활성비타민D_3제제(장에서 칼슘의 흡수를 증가시킴), 비타민K_2제제(뼈의 형성을 촉진시키고 골절을 예방), 여성호르몬제제 등이 사용되는데 한번 약해진 뼈는 원래 상태로 되돌리기 어렵습니다.

한편, 식사로 칼슘과 비타민D를 의식적으로 섭취하고 걷기 등의 가벼운 운동을 적당히 하는 것이 중요한데, 골다공증이라고 진단받은 후에 시작하면 효과에는 한계가 있습니다. 역시나 젊을 때부터 적절한 영양섭취와 운동을 통해서 골다공증을 예방하겠다는 생각을 가지는 것이 중요합니다.

나가노현 이야마에 살고 계신 저희 어머니는 80세에 가까운 나이임에도 골다공증 없이 건강하게 생활하고 계십니다. 나가노현은 바다에 접해 있지 않아 바닷물고기는 잡을 수 없습니다. 그래서 예전의 식생활은 산나물, 콩, 야채 중심이어서 아무래도 단백질과 칼슘이 부족할 수밖에 없었습니다. 그렇지만 부모님과 주위 사람들 모두 비교적 건강합니다.

이것은 젊었을 때부터 일상생활에서 산길을 걸어왔기에 자연스럽게 뼈와 근육이 단련되었기 때문이라 생각됩니다. 이런 것을 보면 골다공증 예방은 적절한 영양 섭취도 중요하지만 운동이야말로 정말 중요한 것이라 할 수 있습니다.

가족이 당뇨병이라면

지금은 일본의 '국민병'이라고도 불리는 당뇨병(2형). 일본 후생노동성의 2014년 '환자조사'에 따르면 실제 당뇨병 치료를 받고 있는 환자 수는 약 316만 명, 당뇨병 예비군까지 포함하면 2,000만 명을 넘는다고 하니 놀랍습니다.

당뇨병은 혈액 중의 혈당(포도당)을 세포 속으로 옮기는 데 필요한 인슐린이라는 호르몬의 분비량이 적거나, 충분히 분비되어도 활동이 약해져 혈액에 다량의 혈당이 남아 고혈당 상태가 되어 발병합니다.

가족성(특정 질환이나 병이 어떤 가족이나 가계에 집중적으로 발생하는 것)이 강해 부모가 당뇨병일 경우 아이들도 당뇨병에 걸릴 확률이 58%, 부모 중 한쪽만 당뇨병일 경우는 27% 확률이라는 조사 결과가 있습니다. 하지만 당뇨병에 걸리기 쉬운 체질을 타고 났다고 해서 모두가 당뇨병에 걸리는 것은 아닙니다. 그렇기 때문에 식사와 운동을 포함한 생활습관이 당뇨병을 야기한다고 보는 것이 맞습니다.

만약 저희 가족이 당뇨병에 걸렸다면 당뇨병 3대 합병증인 당뇨망막병증diabetic retinopathy, 당뇨병성 신장 질환diabetic nephropathy(4장 '가족이 신장병이라면'에서 설명), 당뇨병성 말초신경병증diabetic neuropathy으로 진행되지 않도록 주의하겠습니다.

당뇨망막병증은 성인 실명률에서 1위를 차지하고 있고, 인공투석을 받는 환자 중에는 당뇨병성 신장 질환이 가장 많으며, 당뇨병성 말초신경병증으로 다리를 절단하는 사람도 많이 있습니다.

그렇지만 당뇨병은 혈당치만 잘 조절하면 그 정도로 무서운 병은 아닙니다. 오히려 일병장수一病長壽*라는 말이 있듯이, 당뇨병이 계기가 되어 생활습관을 개선하면 건강한 삶을 보내는 것이 가능합니다.

혈당조절지표는 헤모글로빈A1c(HbA1c)로 전신에 산소를 운반하는 헤모글로빈(적혈구)에 포도당이 어느 정도 부착되어 있는지 나타내는 수치입니다. 헤모글로빈은 1~2개월을 주기로 새로 생성되기 때문에 전체 헤모글로빈의 몇 %에 포도당이 결합되어 있는지 조사하면 1~2개월 동안의 혈당치 레벨을 파악할 수 있습니다.

* 병이 한 가지쯤 있는 사람이 몸조심하고 절제된 생활을 하기 때문에 건강한 사람보다 오래 산다는 말. 무병단명 일병장수(無病短命 一病長壽)라고도 한다.

도표 13 당뇨병 진단기준과 혈당조절평가

<table>
<tr><th colspan="3"></th><th>HbA1c(NGSP 수치)</th><th>HbA1c(JDS 수치)</th></tr>
<tr><td colspan="3">당뇨병 진단 기준
(당뇨병으로 강하게 의심되는 기준)</td><td>6.5% 이상</td><td>6.1% 이상</td></tr>
<tr><td rowspan="5">혈당조절
평가</td><td colspan="2">매우 좋음</td><td>6.2% 미만</td><td>5.8% 미만</td></tr>
<tr><td colspan="2">좋음</td><td>6.2~6.9% 미만</td><td>5.8~6.5% 미만</td></tr>
<tr><td rowspan="2">상당한
양</td><td>조금 나쁨</td><td>6.9~7.4% 미만</td><td>6.5~7.0% 미만</td></tr>
<tr><td>나쁨</td><td>7.4~8.4% 미만</td><td>7.0~8.0% 미만</td></tr>
<tr><td colspan="2">매우 나쁨</td><td>8.4% 이상</td><td>8.0% 이상</td></tr>
</table>

- JDS(Japan Diabetes Society) 수치: 2012년 3월까지 사용되어온 일본 자체 수치
- NGSP(National Glycohemoglobin Standardization Program) 수치: 많은 나라에서 사용되고 있는 국제표준수치. JDS수치에 0.4%를 더한 수치

혈당조절평가표(도표 13)에 따르면 6.9~7.4% 미만이 조금 나쁨으로 되어 있는데, 저는 이 정도는 좋음으로 판단합니다.

왜냐하면 지금까지의 당뇨병에 대한 상식을 뒤엎는 사실이 판명되었기 때문입니다. 2001년부터 1만 명 이상의 당뇨병 환자를 대상으로 미국 국립위생연구소가 진행한 ACCORD 시험The Action to Control Cardiovascular Risk in Diabetes(당뇨병의 혈당조절을 정상화시키면 심혈관장애 위험도를 낮출 수 있는가에 대한 조사)에서 '엄격한 혈당조절은 생명에 직결된다'라는 것이 판명되었습니다.

또한 ACCORD 시험에 이어 추가로 진행한 시험으로 2010년에 진행된 영국 카디프대학의 연구(조사 대상자 4만 8천 명)에서는 사망률이 가장 낮은 것은 HbA1c 7.5%였고, 이에 반해 6.4%는 사망률

이 52% 상승, 11.0%는 79%나 상승했습니다.

그러므로 저희 가족이 당뇨병에 걸렸더라도 엄격한 혈당조절은 권하지 않습니다. 적정 칼로리를 넘지만 않으면 "뭘 먹든 마시든 괜찮다"고 조언하겠습니다.

다만 술도 마시고 싶고, 케이크도 먹고 싶고, 밥도 많이 먹고 싶어 하면 혈당조절은 완전 실패입니다. 혈당조절을 위해서는 '케이크를 먹고 싶긴 하지만 밤에 맥주를 마시니까 오늘은 참겠어', '점심을 많이 먹었으니 저녁은 조금만 먹어야지'라는 의지가 필요합니다.

가족이 신장병이라면

신장은 혈액을 여과해서 노폐물과 염분을 소변을 통해 몸 밖으로 배출하고, 필요한 것은 재흡수해서 몸 안으로 되돌리는 역할을 합니다.

그런데 신장의 활동이 서서히 저하되어 소변 양이 줄고 노폐물, 독소, 수분, 염분 등의 배설이 제대로 되지 않으면 '요독증尿毒症'이 발생합니다. 요독증을 방치하면 신장, 소화기, 뇌신경에 영향을 끼쳐 수일 내지 수개월 안에 목숨을 잃을 수 있는 위험한 상태가 되는데, 이것을 '만성신부전慢性 腎不全'이라고 합니다.

대표적인 원인으로 당뇨병성 신장 질환(당뇨병으로 인해 고혈당 상태가 5~10년 이상 계속되면 신장의 사구체絲球體 모세혈관이 경화되어 여과 기능이 저하됨), 만성신염(만성사구체신염, 사구체에 장애가 생겨 신장 기능이 서서히 저하되는 병의 총칭), 신경화증(고혈압으로 인해 신장세동맥에 동맥경화가 생겨 여과 기능이 저하됨)이 있습니다.

이러한 병으로 인해 신장 기능이 10% 이하로 떨어지면 신장 기능은 회복되지 않기 때문에, 신장 기능을 인공적인 것으로 대체하는 혈액투석, 복막투석, 또는 신장이식(생체 신장이식과 뇌사자 신장이식)을 받지 않으면 목숨을 이어나갈 수 없습니다.

'가족이 당뇨병이라면'(4장)에서 이야기한 것처럼 당뇨병성 신장질환으로 인해 투석을 하는 사람이 요즘 계속 늘어나고 있습니다. 최근 10년간 거의 배로 늘어났습니다. 당뇨병 인구의 증가는 국민의료경제에도 커다란 영향을 끼치고 있습니다.

만약 제가 만성신부전이 되면 망설이지 않고 복막투석을 하겠습니다.

현재 투석을 받고 있는 환자의 대부분은 혈액투석을 하는데, 이 방법은 혈액을 한 번 몸 밖으로 꺼내서 인공신장혈액 투석기, dialyzer으로 통과시켜 노폐물과 과도한 수분을 제거하고 정화된 혈액을 다시 체내로 투입하는 것입니다. 혈액투석을 하는 환자는 평균 주 3회, 1회 4시간 동안 병상에 누워 투석을 받아야 합니다. 저는 이 시간이 아깝습니다.

복막투석은 투석액을 직접 복부에 주입해 일정 시간 머무르게 하는 동안, 복막을 사이에 두고 혈액 중의 요독소, 수분, 염분을 투석액으로 이동시킵니다. 충분히 이동하고 나서 투석액을 몸 밖으로 꺼내면 혈액이 정화되기 때문에 집에서나 직장에서도 가능한 방법입니다.

최근에는 자동복막투석기Cycler를 사용해 집에서 잠을 자면서 투석할 수 있게 되었는데, 일과시간에는 자유롭게 활동할 수 있기 때문에 저에게도 딱 맞는 투석방법입니다.

이전에는 투석에 대해 좋지 않게 보는 사람이 많았습니다. '한번 투석을 시작하면 5년밖에 살 수 없다', '여행도 갈 수 없다', '자유가 없어졌다'고 생각하는 사람도 있었습니다. 하지만 현재의 투석기술은 눈에 띄게 발전해 투석을 시작하고 20~30년이나 건강하게 생활하고 있는 사람도 드물지 않습니다.

또한 투석환자 모임이나 협력병원을 알아두면 국내는 물론이고 해외여행도 가능합니다. 즉, 투석 때문에 인생이 얽매이는 시대는 이미 지났습니다.

가족이 협심증이나 심근경색이라면

갑자기 가슴이 죄어드는 듯한 통증을 느껴 다급히 니트로글리세린(혈관확장제)을 혀 밑에 넣는 모습을 드라마 등에서 볼 수 있는데, 아마도 협심증 발작일 것입니다.

협심증은 지방성 침착물아테롬, atheroma 등에 의해 동맥이 협착되거나 경련성 수축攣縮, twitch을 일으키거나 해서, 심장 관상동맥에 혈액이 충분히 공급되지 못해 심장이 필요로 하는 산소가 부족해져서 발생합니다. 이른바 허혈성 심장질환ischaemic heart diseases으로 심근경색도 원인은 같습니다.

협심증에는 계단 오르내리기, 스트레스가 많은 회의 등 일상의 동작 중이나 직후에 발생하는 '안정형 협심증', 수면 중이나 휴식 중에 발생하는 '이형성 협심증' 등이 있습니다. 또는 과도한 알코올 섭취, 갑작스레 추운 곳에 나갈 때, 식후, 배변 등이 계기가 되어 발작하는 경우도 있습니다. 증상은 일반적으로 가슴 통증과 압박감, 불쾌감 외에 때로는 가슴이 타는 듯한 느낌, 어깨결림, 치통 등을 호소하는 경우도 있는데 15분 정도면 괜찮아집니다.

협심증의 3대 위험인자는 고지혈증, 고혈압, 흡연입니다. 다시 말해 식사나 생활습관이 원인입니다. 그러므로 치료방법은 흡연, 식사, 운동습관 등 생활습관의 개선과 더불어 심장의 부담을 줄이기 위한 베타차단제β-blocker, 관상동맥을 이완시켜 주는 칼슘길항제, 관상동맥을 넓히기 위한 질산제 등을 사용하는 약물치료법이 있습니다.

최근 협심증 치료법이 엄청나게 발달해 사망에 이르는 일은 거의 없습니다. 따라서 아내가 협심증 진단을 받는다면 "아주 조금만 이상해도 참지 말고 바로 말해줘"라고 할 것입니다.

현재 협심증 치료는 카테터catheter라는 도구를 이용하는 PCIPercutaneous Coronary Intervention, 경피적 관상동맥 중재술와 관상동맥 우회술이 있습니다. 이 수술들은 매우 안전하며 수술 후의 경과도 좋은데, PCI의 경우 항혈소판제라는 혈전 예방약을 자주 먹어야 하고, 시간이 흐르면 관상동맥이 다시 협착되는 것이 문제입니다.

한편, 관상동맥 우회술은 개복수술이기 때문에 PCI보다 몸에 끼치는 부담이 크지만, 내흉동맥內胸動脈이라고 하는 동맥경화가 잘 일어나지 않는 혈관을 관상동맥과 연결하기 때문에 장기간 안정성이 유지되고 수술 후에도 오래 살 수 있습니다.

제가 수술을 받게 된다면 증상에 따라 다를 수는 있겠지만 관상동맥 우회술을 선택하지 않을까 싶습니다.

발작 후 1시간 내 사망

협심증이 악화되면 심근경색으로 이어집니다. 특히 최근 3주 이내에 새로운 증상이 나타나거나(통증이 심해지거나 발작횟수가 늘어나는 경우, 운동하고 있지 않거나 안정을 취하고 있는데도 발작이 일어나는 등의 변화가 나타나는 경우) 발작이 점점 악화되고 있는 경우는 '불안정형'이라고 해서 심근경색으로 이어지기 쉽기 때문에 특히 주의해야 합니다.

심근경색은 관상동맥의 혈류가 거의 막혀 통하지 않게 되어, 산소결핍과 영양부족으로 인해 심근의 일부가 괴사할 만큼 악화된 상태입니다. 가슴 중앙이나 왼쪽에 납덩어리를 올려놓아 짓눌리는 듯한 강한 통증이 나타나고, 타는 듯한 극심한 통증이 오기도 합니다. 어깨나 등, 목에도 통증이 확산되고, 식은땀과 구토, 호흡곤란이 동반되는데 협심증과는 달리 30분 이상 지속되는 것이 특징입니다.

만약 이런 증상을 느꼈을 경우라면 즉시 병원에 가야 합니다.

심근경색으로 사망하는 사람들 중 상당수는 증상이 없어질 때까지 방치하거나 구급차를 부르지 않는 등 대수롭지 않게 여기는 사람들입니다. 의식이 없을 만큼 심한 발작이 일어났을 경우라면 구

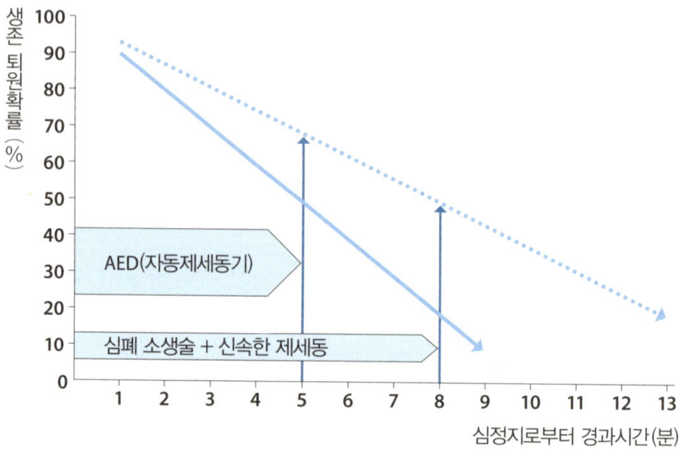

도표 14 심정지 시간과 생존 확률의 관계

미국 심장협회 '심폐소생과 구급 심혈관치료를 위한 가이드라인 2015' 참고

급차로 병원 응급실로 이송해도 대부분 1시간 내로 사망합니다(도표 14).

일반적으로 사람들은 '심장 근육이 괴사하면 죽는 것은 당연하겠지'라고 이해하고 있지만, 심근경색으로 사망하는 것은 부정맥(3장 '가족이 부정맥이라면' 참고)이 원인입니다.

따라서 심근경색이라도 약물치료와 외과적 치료를 받아 부정맥을 조절할 수 있으면 괜찮습니다. 역시나 심근경색도 조기 발견, 조기 치료가 매우 중요합니다.

이제껏 겪어보지 못한 가슴 통증이 있거나, 죄여오는 듯이 가슴이 답답할 때는 빨리 병원에 가서 검사를 받기 바랍니다.

가족이 뇌졸중이라면

뇌졸중이란 뇌 안에서 출혈, 혈전 등이 원인이 되어 병증이 급격하게 나타나는 것으로 의사들 중에는 '뇌혈관장애'라고 부르는 경우도 있습니다.

구체적으로는 뇌혈관이 막히는 '뇌경색', 혈관이 파열되는 '뇌출혈', 동맥류가 파열되는 '지주막하출혈', 뇌경색 증상이 단시간에 나타났다 사라지는 '일과성 허혈발작'의 네 가지로 구분됩니다.

네 가지 모두 뇌혈관이 파열되거나 막혀서 뇌에 혈액이 도달하지 않고 뇌 신경세포에 장애가 생기는 병입니다. 일과성 허혈발작을 제외하고는 모두 발작이 일어나면, 목숨을 잃거나 목숨은 건져도 심각한 후유증이 생기는 경우가 많습니다. 역시나 뇌졸중도 심혈관장애와 마찬가지로 조기 발견, 조기 치료가 매우 중요합니다.

뇌졸중의 과반을 차지하는 뇌경색은 뇌동맥의 폐색이나 협착으로 인해 신경세포에 혈액이 충분히 공급되지 못하는 것입니다. 병의 상태에 따라 '라크나경색', '아테로마 혈전성 뇌경색', '심원성 뇌색전증'의 세 가지로 구분됩니다.

이 중 얇은 혈관의 동맥경화로 발생하는 것은 라크나경색, 두꺼운 혈관의 동맥경화로 발생하는 것은 아테로마 혈전성 뇌경색이라고 부릅니다. 심원성 뇌색전증은 심장에 생긴 혈전 등의 이물질이 혈액의 흐름을 따라 뇌에 도착해 뇌동맥이 막혀서 발병합니다. 커다란 혈관이 갑자기 막히는 경우가 많아서 가장 급격히 증상이 나타나 심각한 상태에 빠지는 경우가 많습니다.

한편, 고혈압 등으로 동맥경화가 진행되어 뇌혈관에 상처가 생기면서 출혈이 발생하는 것이 뇌출혈입니다. 뇌의 세소동맥細小動脈은 뇌 안에 들어가 있기 때문에 출혈이 뇌 안에서 퍼져, 흘러나온 혈액으로 인해 신경세포에 장애가 발생합니다.

뇌졸중의 위험인자는 고혈압, 당뇨병, 고지혈증, 부정맥, 흡연입니다. 추가로 남성, 고령자, 비만, 과도한 음주, 운동부족 등도 뇌졸중의 위험인자로 알려져 있습니다.

치료의 기본은 규칙적인 생활습관과 식사를 통한 치료법입니다. 특히 염분이 많거나 지방이 많고 칼로리가 높은 식사는 피해야 합니다. 뇌졸중 발작의 재발률은 연간 5~10% 정도로 상당히 높은 편인데, 재발의 위험을 생각해서 생활습관을 개선하고 치료약을 계속 복용해야 합니다.

이쯤에서 제 자신을 되돌아보면 의사로서 암담한 기분이 듭니다. 저는 어릴 때부터 노자와나(나가노현을 중심으로 재배되는 순무의 일종)에 간장을 뿌려 먹는 식습관을 이어와 40대 중반에 갑자기 고혈압이 되었습니다.

지금은 약물치료와 염분이 적은 식사로 고혈압을 관리하고 있지만 뇌졸중 예비군이라고 할 수 있습니다. 즉, 앞으로 저에게 뇌졸중 발작이 생길 가능성이 높을 뿐만 아니라 그 화근을 아이들에게도 남긴 것입니다.

뇌졸중을 예방하기 위해서는 뇌도크*가 유용하다고 이야기되고 있습니다. 뇌도크에 대해서는 7장 '가족이 종합검진을 받게 되었다면'에서 설명하겠습니다.

---

* 증상이 보이지 않는 채로 진행되는 뇌 질환 발견에 특히 우수한 성과를 내고 있다는 검사. 고혈압이나 당뇨병 등 위험인자가 있는 사람의 경우 좋다고 한다.

가족이 우울증이라면

일본의 만화가 호소카와 텐텐의 2006년작 코믹 에세이 『츠레가 우울증에 걸려서』를 아십니까? NHK에서 드라마로 만들고(2009년), 도에이에서 영화로 제작(2011년)했던 것을 저는 아직도 생생하게 기억하고 있습니다.

이야기는 우울증에 걸린 '슈퍼 샐러리맨' 츠레(저자의 남편)와 인기 없는 만화가인 아내(저자)의 투병생활을 그린 것으로, 자살미수, 병의 호전과 악화를 담아내면서 우울증의 실체를 풍부한 감성으로 그려냈습니다.

저는 이 드라마를 봤을 때(의학적인 평론과 작품에 대한 감상은 제쳐두고), 만약 아내가 우울증에 걸리면 어떻게 하나 고민했습니다.

그럴 때는 회사를 휴직하고 아내 곁에서 호소카와 부부처럼 서로 의지하면서 치료해 가는 것이 최선일지도 모르겠습니다. 하지만 현재 제가 사장으로 있는 회사(재생의료)를 쉬는 것은 불가능하므로 아내는 자신이 좋아하는 곳에 따로 살게 하겠습니다.

부부의 한쪽이 우울증에 걸리는 이유는 대부분 상대방에게 받는 스트레스 때문입니다. 아내가 우울증에 걸린다면 저에게 받는 스트레스가 70~80%의 원인이므로 스트레스 원인으로부터 멀리 떨어지도록 해야 합니다. '우울증에 걸리면 별거, 이혼'이라는 이야기가 아니고 어디까지나 우울증의 원인으로부터 멀리 떨어뜨려 놓는 것뿐입니다. 그리고 이 사실을 아이들이나 친척들에게도 설명해서 양해를 구할 것입니다.

그리고 아내는 정신과에서 약물치료를 받도록 하겠습니다. 현재 세로토닌(3장 '가족이 과민성장증후군이라면' 참고) 조절 효과가 뛰어난 항우울제가 개발되었기에 3개월 정도 치료를 받으면 증세가 호전될 것입니다.

하지만 우울증은 호전된다고 해도 50~80%는 재발하고, 재발할 때마다 증상이 악화된다고 합니다. 따라서 약 복용과 치료를 중단할 때는 저도 병원에 함께 가서 담당의사에게 설명을 듣도록 하겠습니다.

한편, 현재 일본에서 우울증으로 고생하고 있는 사람은 95만 명이나 된다고 합니다. 여성의 경우 출산 후와 갱년기에 발병하는 경우가 많다고 하니, 이 연령대의 아내가 있으신 분은 주의하시기 바랍니다.

가족이 치매라면

현 시점에서 저나 아내가 치매라고 가정하면 조발성 알츠하이머초로기 치매, 初老期癡呆라고 볼 수 있습니다.

알츠하이머는 뇌세포의 변성, 탈락 등에 의해 뇌 전체가 수축하는 질환으로, 조발성 알츠하이머는 65세 미만에 발생하는 경우를 말합니다. 빠를 경우는 30~40대에도 발병하는데 전체 알츠하이머 환자의 5% 정도를 차지하고 있습니다. 가족성 발병이 대부분으로 고령자보다 진행이 빠른 것이 특징입니다.

원인에 대해서는 의견이 분분해서 아직 확실한 이유는 모르지만, 단백질의 일종인 베타 아밀로이드β-amyloid라는 물질이 뇌에 축적되는 것과 연관성이 깊은 것이 아닌가 하는 '아밀로이드설'이 유력합니다.

조발성 알츠하이머의 증상은 무기력감, 성격과 행동 변화, 억울

하고 답답한 기분, 우울, 섬망* 등과 같은 증상에서 시작해 기억력 감퇴와 인격장애로 진행됩니다. 또한 섬망과 착각으로 야간에 주변을 배회하는 경우가 많아지고 발병 후 10~15년이면 사망하게 됩니다.

현 시점에서 이런 알츠하이머의 근본 치료는 안타깝게도 매우 어렵습니다. 다만 약물로 진행을 늦추는 것은 가능합니다.

한편, 만약 아내가 조발성 알츠하이머가 의심되는 증상을 보이는 경우 신경외과에 가서 뇌종양 같은 기질적 병변病變이 없는지 CT와 MRI로 확인해 보겠습니다. 검사 결과에서 아무런 이상이 없을 경우도 조발성 알츠하이머에 대한 마음의 준비를 하겠습니다.

그리고 혹시라도 본격적으로 증상이 나타나면 간병인을 고용할 것입니다. 저도 인격이 파탄되어 가는 배우자의 모습을 다른 사람에게 보이고 싶지는 않지만, 그렇다고 아직 학생인 아이들에게 돌보라고 할 수도 없기 때문입니다.

반대로 제가 조발성 알츠하이머나 치매가 발병할 경우 다른 알츠하이머 환자나 환자의 가족들처럼 경제적, 사회적으로 여러 가지 문제에 직면할 것입니다. 따라서 인격이 파탄되기 전에 초기 단계일 때 유언장을 작성하고 인생의 마지막을 매듭짓겠습니다.

* 의식이 흐려지면서 착각이나 망상이 있기도 하고, 헛소리나 잠꼬대를 하며, 흥분했다 불안했다 비애나 고민에 빠지기도 한다.

가족이 누워 지내는 환자라면

이것도 매우 현실적인 주제입니다. 제 경우는 80세를 넘긴 아버지와 이제 곧 80이 되는 어머니가 나가노현에 살고 계신데, 머지않아 고민하게 될 문제입니다. 특히 6cm 정도의 크기로 부푼 해리성대동맥류를 안고 계신 아버지는 담당의사에게 "3년 이내에 60%의 확률로 파열되고, 그 경우 사망할 확률이 80%"라고 선고받았습니다.

대동맥은 심장에서 전신으로 혈액을 보내는 혈관으로 직경이 3cm 정도입니다. 이 대동맥에서 여러 동맥들이 가지처럼 뻗어가 전신 구석구석까지 혈액을 공급합니다. 이런 대동맥에 혹이 생기는 병을 '대동맥류'라고 부르며 진성, 가성, 해리성의 세 가지 형태로 분류됩니다.

이 중에서 가장 위험한 대동맥류는 해리성 대동맥류입니다. 해리란 혈관 벽을 구성하는 내막, 중막, 외막 중에서 혈액과 직접 접하는 내막의 일부가 상처를 입어 균열이 생기고, 균열을 통해 혈액이 흘러나와 중막과 외막이 분리되는 상태를 말합니다. 그리고 찢어진 중막을 통해 혈액이 외막에 흘러 들어가고 그곳에 혹이 생겨 부풀어오릅니다. 즉 3개 층으로 되어 있던 혈관벽이 외벽 1개만 남아 혈액을 지탱하고 있기 때문에 매우 위험한 상태입니다.

치료는 내막과 중막의 분리된 부분을 인공혈관으로 교체하는 수술이 일반적입니다. 담당의사는 아버지께 적극 권유했지만 이 수술은 가슴에서 복부까지 크게 절제해야 합니다. 그래서 아버지는 "나이도 나이인 만큼 그런 큰 수술은 받고 싶지 않다. 절대 안 된다"며 거부했습니다.

저는 아버지가 그렇게 말씀하시는 것도 무리가 아니라고 생각합니다. 고령자의 개복수술은 몸에 예측할 수 없는 큰 부담을 끼칩니다. 그럼에도 불구하고 의사로서는 수술을 권할 수밖에 없습니다. 하지만 가족으로서, 아들로서 수술을 권하지 않았습니다. 왜냐하면 환자 본인이 원하지 않는 수술은 웬만한 일이 아니고는 환자 본인의 의사를 존중해야 하기 때문입니다.

아버지의 대동맥류가 파열되면 생존 확률은 20%밖에 되지 않습니다. 운 좋게 살아남더라도 침상에 누워 지내는 처지가 될 가능성이 높습니다. 이때에도 저는 의사가 아닌 아들로서 대처할 것이기 때문에 위루胃瘻(위 속에 관을 넣어 음식물이나 의약품을 투여하는 처치), 링거, 인공호흡기 등의 의학적 수단도 아버지가 원하지 않을 경우 사용하지 않을 것입니다.

그렇더라도 아버지가 회복했을 경우 집에서 간호하는 것은 무리입니다. 어머니도 80세 가까운 연세이므로 아버지를 혼자서 간호하는 것은 무척 힘든 일이기 때문에 아무래도 근처 병원이나 요양시설에서 임종까지 지내게 될 것입니다.

다만, 아버지나 어머니가 꼭 집에 가고 싶다고 하실 경우는 퇴원하고 요양사를 알아보겠습니다. 물론 여기에는 경제적인 문제도 얽혀 있기 때문에 본인이 바라는 모든 것을 해드리기는 힘든 것이 사실입니다. 하지만 가능한 아버지가 바라는 대로 해드리고 싶습니다.

한편, 제 지인의 큰어머니가 35년 동안 누워 계시다가 최근에 돌아가셨다는 얘기를 들었습니다. 그분은 50대 초반에 의료과실로 반신불수가 되어 양쪽 다리를 절단했다고 합니다. 그 이후에는 돌아가실 때까지 자택의 침상에서 누워 지낼 수밖에 없었는데, 그 기간 동안 올해 90세가 되신 남편과 가까운 곳에 살고 있는 60대의 큰 딸이 간호를 했다고 합니다.

35년이나 되는 장기간의 간호생활이라면 상상할 수 없을 만큼 힘들 것입니다. 일본 현대의학이 안고 있는 '침상에 누워 지내는 환자', '노인간호'를 그 이야기에서 새삼 실감할 수 있었습니다.

이번 4장에서는 오랫동안 안고 가야 할 병, 치매, 누워 지내야 하는 경우 등 현대 사회에 잠재해 있는 문제에 대해 알아보았는데요. 다음 장에서는 암에 대한 제 생각을 얘기해 보겠습니다.

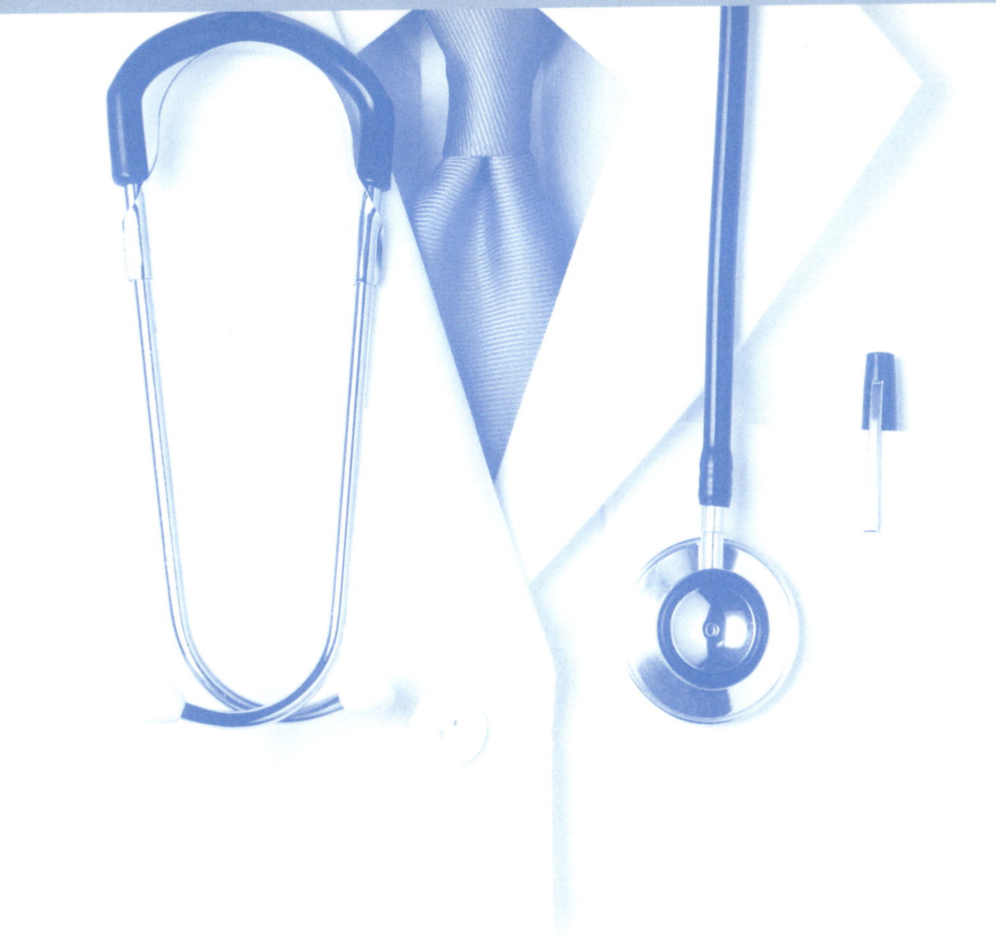

제 5 장

암

집안에 암으로 돌아가신 분이 많다면

"할아버지와 삼촌이 암으로 돌아가셨습니다. 저도 암에 걸릴 가능성이 높을까요?"

저희 회사 사원과 대화 중에 이런 질문을 받은 적이 있는데, 결론부터 말하자면 암은 유전될 수 있습니다. 다만, 유전될 확률은 전체 암의 5% 정도입니다.

[도표 15]는 스웨덴, 덴마크, 핀란드의 4만 5천 쌍의 쌍둥이를 일란성 그룹(유전자 100% 일치), 이란성 그룹(유전자 평균 50% 일치)으로 나눠 11종류의 암(위, 대장, 췌장, 폐, 유방, 자궁경부, 자궁, 난소, 전립선, 방광, 백혈병)에 대해 양 그룹의 동일한 암 발생률을 오랜 세월에 걸쳐 추적 조사한 결과입니다.

조사 결과에 따르면 유전적 요인이 통계학적으로 확실히 존재하는('통계학적으로 의미가 있다'고 말합니다) 암은 대장암, 유방암, 전

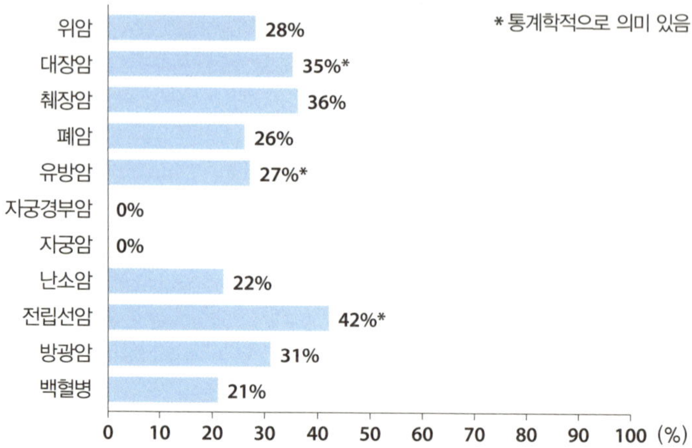

도표 15 암 발생에 유전적 요인이 차지하는 비율
Lichtenstein P, et al. N Engl J Med 2000; 343:78-85. 참고

립선암 이렇게 세 가지입니다. 이 중에서 유전적 요인이 가장 높은 전립선암의 경우도 유전적 요인으로 발생하는 것은 42% 정도입니다. 즉 58%는 유전 이외의 환경적 요인으로 발생하고 있다는 것입니다.

따라서 '우리는 암 집안'이라고 해서 나중에 반드시 암에 걸린다고는 할 수 없습니다. 암 발생 요인은 유전적 요인보다 환경적 요인이 더 크기 때문입니다.

그러면 암은 어떤 원리로 발생하는 것일까요. 조금 어려운 얘기가 되겠지만, 나중에 암에 걸릴 확률을 줄이기 위해서 자세히 설명하도록 하겠습니다.

우리의 몸은 약 60조 개의 세포로 구성되어 있고, 모든 세포 내

핵에는 'DNA deoxyribonucleic acid, 디옥시리보핵산'라고 하는 인체 설계도가 내장되어 있습니다. 그리고 DNA 유전자(염기서열) 정보를 바탕으로 체세포가 매일 신진대사를 반복하고 있습니다.

하지만, 가끔 DNA 필사 오류로 원래 유전자와 다른 정보를 가진 세포가 생겨나는 경우가 있습니다. 이들 세포는 일반적으로 재프로그램(세포자멸 apoptosis이라고 합니다)되는데, 가끔 살아남는 세포가 생기기도 합니다.

이 살아남은 세포는 10~30년이나 되는 긴 세월에 걸쳐 여러 단계의 변이와 분열을 반복하면서 암세포로 변해갑니다('다단계 발암'이라고 합니다). 즉, 휴먼도크(종합검진)나 암 검진 등으로 발견되는 암의 정체는 10~30년 전에 유전자 변이를 일으킨 비정상세포인 것입니다.

그리고 비정상 세포가 암으로 변이되는 것을 촉진시키는 것이 1970년대에 발견된 '암 유전자'로 현재 100종류 이상 확인되었습니다. 이 유전자는 원래 세포의 분열, 증식, 분화를 담당하는 중요한 유전자인데 발암 물질, 발암 바이러스, 자외선, 방사선 등으로 인해 손상되면 무질서하게 세포를 증식시키거나 암 변이를 촉진시키거나 합니다.

한편 이런 '암 유전자'와는 반대로 암을 억제하는 '암 억제 유전자'도 20종류 정도 확인되었습니다. 이 유전자는 말 그대로 비정상 세포의 암 변이를 억제하는 역할을 하고 있는데, 암 유전자와 마찬가지로 환경요인 등으로 손상되면 비정상 세포의 증식을 막지 못하고 암 변이를 허용하게 됩니다.

즉 유전성(가족성) 암은, 암 억제 유전자가 선천적으로 문제를 갖고 있기 때문에 발생한다고 볼 수 있습니다. 그러나 다시 한 번 말하지만 전체 암에서 유전적 요인으로 발생하는 암은 겨우 5%에 불과하므로 필요 이상으로 신경 쓰지 않아도 됩니다.

안젤리나 졸리의 판단은 옳은 것인가?

미국 배우 안젤리나 졸리가 2014년 "유방암 예방을 위해 양쪽 유방을 모두 절제했다"고 고백했을 때 많은 사람들이 깜짝 놀랐을 것입니다.

그는 'BRCA1'이라고 하는 암 억제 유전자에 변이가 있어 유방암이 발생하기 쉬운 체질이었습니다.

이 유전자 변이를 가진 사람은 보통 1% 미만인데, 안젤리나 졸리와 같은 아슈케나지 유대인(주로 유럽에서 이주해 온 유대인)들은 82명 중에 1명의 확률로 존재합니다.

게다가 그의 어머니가 유방암과 난소암으로 56세에 사망한 가족력이 있었기 때문에 "앞으로 유방암에 걸릴 확률이 87%"라고 주치의에게 진단받았다고 합니다. 그렇기 때문에 "가능한 위험을 줄이기 위해 유방 절제를 결심했다"고 하는데, 이로 인해 유방암 발생

확률이 5% 이하로 줄었습니다.

그러면 일본인은 어떨까요. NTT컴 리서치와 잡지 《프레지던트 우먼PRESIDENT WOMAN》이 실시한 '안젤리나 졸리의 결정을 어떻게 생각하는가'라는 설문조사(25~45세의 2만 명 여성이 대상, 응답자 수 1,070명)에 따르면 35.1%가 '찬성', 6.3%가 '반대'로 찬성이 반대보다 훨씬 많았으며, '잘 모르겠다'고 응답한 사람도 43.9%나 있었다고 합니다. 그리고 '찬성'이라고 응답한 사람들은 '비용이 저렴하면 암 유전자 검사를 받아보고 싶은가'라는 질문에 54.8%가 '받아보고 싶다'고 응답했다고 합니다.

즉, 일본의 젊은 여성들 중에는 유방암 가족력이나 BRCA1 변이가 있으면 유방 절제도 고려할 사람이 많다고 볼 수 있습니다.

현재 유전자 카운슬링과 유전자 검사를 통해 유방절제술을 실시하고 있는 병원도 있으므로 본인이 희망하는 경우라면 유방 절제도 나쁘지 않다고 생각합니다. 다만, 유방 절제를 하면 유방암 발생률을 낮출 수 있다는 장점이 있는 반면에 유선절제술과 유방재건술로 인해 몸에 끼치는 부담, 그리고 무엇보다 여성이 유방을 잃었을 때 느끼는 커다란 상실감도 있어서 심신 양면에 영향을 준다는 단점도 있습니다.

최근 일본 여성의 유방암으로 인한 사망률은 증가하는 경향을 보이고 있지만, 유럽과 미국에 비하면 약 3분의 1 정도이며 평생 유방암에 걸릴 확률도 약 6%입니다.

이런 상황을 감안해서 만약 저희 딸이나 아내가 BRCA1 변이를 갖고 있다고 해도 유방을 절제하기보다는 정기적으로 유방암 검사를 받도록 할 것입니다.

다행히 저희 집안에는 암 가족력이 없지만, 설령 유방암, 대장암, 전립선암의 가족력이 있다고 해도 '어쩔 수 없지 뭐. 이게 우리 집안이니까'라고 단념할 수밖에 없습니다. 하지만 이는 방치한다는 뜻이 아닙니다. 암을 필요 이상으로 무서워하지 않고 냉정하게 발생 위험이 높은 암을 분석하면서 조기 발견, 조기 치료를 위해 충분히 노력할 것이라는 뜻입니다.

가족이 암이라면

“일본 남성은 평생 2명 중에 1명은 암 진단을 받고(여성은 3명 중에 1명), 3명 중에 1명이 암으로 사망한다.”

최근에 이런 말을 자주 듣는데, 고령화가 원인이라고 얘기되고 있습니다. 즉, 평균수명이 늘어나 암에 걸리기 쉬운 중·노년층이 늘어난 것이 암 발생률을 높이고 있는 것입니다. 따라서 지금의 일본인에게 암은 특별한 병도 아니고, 중·노년이라면 누구라도 걸릴 가능성이 있는 흔한 병이라 할 수 있습니다.

그렇다면 본인이나 가족이 암에 걸렸을 때 어떻게 대처할 것인가 생각해 봅시다.

암에는 악성도가 낮은 것과 높은 것이 있는데, 전자는 피부암이나 위암, 대장암 등의 초기암이 대표적입니다. 이러한 암은 수술로 잘라내기만 하면 완치까지도 가능합니다. 이처럼 치료해서 나을 가능성이 있는 1~2기(도표 16)의 암이나 백혈병, 소화기 계통의 암이라면 저는 현대 의학을 이용해서 적극적으로 치료할 것입니다.

하지만 악성도가 높은 암, 예를 들어 췌장암, 소세포폐암, 악성흑색종, 재발암, 전이암, 발견이 늦은 4기 암 등의 경우는 수술이나 항암제 치료를 받지 않고, 바로 호스피스 병동(완화치료 병동, 5장 '가족이 진행암 상태라면'에서 상세 설명)을 선택할 생각입니다.

즉, '싸워서 의미가 있는 암이라면 있는 힘을 다해 싸우겠지만, 싸울 수 없는 암이라면 포기한다'는 것입니다.

왜냐하면, 예를 들어 췌장암은 예후가 매우 좋지 않고, 설령 췌장 내의 암을 수술로 절제했다고 해도 약 90%는 재발하기 마련이며, 4기의 경우 5년 생존율은 겨우 5~11% 정도이므로 힘든 수술이나 항암제 치료를 받아도 의미가 없다고 생각하기 때문입니다.

이런 이야기를 하면 "5년 생존율은 매우 낮지만, 환자들은 그런 가능성이라도 희망을 걸어보고 싶은 것 아닐까", "의사라면 환자를 격려하고 치료를 받게 해야 한다"는 비판을 많이 받을지도 모르겠습니다.

물론 제가 임상의로서 그런 환자를 담당하고 있다면 "힘내서 계속 치료합시다"라며 격려하겠지요. 하지만 저는 일찍이 수련의 시절부터 췌장암으로 사망하는 환자를 봐왔고, 말기 췌장암에 대한 현대 의학의 무력함을 통감하고 있습니다.

그러므로 제 가족이 췌장암 등 악성도가 높은 암으로, 단계가 많

도표 16 암의 단계 분류

	상태	5년 생존율
0기	암 세포가 점막(상피세포) 내에 머물러 있고, 림프절에는 전이되지 않았음	—
1기	암의 종양이 조금 퍼져 있지만 근육층에 머물러 있고, 림프절에는 전이되지 않았음	91.7%
2기	암의 종양이 근육층을 넘어 조금 침윤되어 있지만, 림프절에는 전이되지 않았음. 또는 림프절에 조금 전이되어 있음	81.0%
3기	암의 종양이 침윤되어 있고, 림프절에 전이되어 있음	50.1%
4기	암의 종양이 원발 부위(처음 발생한 부위)를 넘어서 떨어져 있는 다른 장기로 전이되어 있음	19.2%

※ 전체 암 평균 수치. 암의 종류에 따라 단계 분류와 5년 생존율은 달라진다. 5년 생존율은 일본 국립암연구센터 '암 통계 2013' 참조. 또한 현재는 단계 분류보다는 조직 형태나 항체 발견 등이 중요시되고 있다.

이 진행된 상태라면 "굳이 치료받지 않는 방법도 있어"라고 얘기할 것입니다.

암은 방치해 두어야 하는가?

최근 여러 가지 병과 관련해서 '방치치료'라는 말을 자주 듣습니다. "암과는 싸우지 말라", "암은 방치해 두는 것이 가장 좋다", "항암제는 백해무익"이라고 터무니없는 주장을 하는 의사도 있습니다.

그들의 주장은 이렇습니다.

"수술로 암을 제거해도 작은 암은 이미 전신에 퍼져 있기 때문에 결국 재발하기 마련이다. 방사선 치료법으로는 암을 억제할 수 없을뿐더러 항암제를 사용해도 암은 없어지지 않는다. 수술이나 항암제 치료법이 몸에 끼치는 부담이 너무 크다. 따라서 치료는 받지 않는 것이 좋다."

분명 갑상선암이나 전립선암 등 진행이 느린 일부 암이라면 치료를 받지 않고 방치해 두는 것도 하나의 방법이겠지만, 식도암, 위암, 대장암, 유방암 등을 방치해 두면 결과는 불을 보듯 뻔합니다.

게다가 방치치료의 효과라면서 예를 들고 있는 것이 "암을 방치한 내 환자 중에는 10년 이상 생존한 사람이 여럿 있다" 등 극히 일부의 개인적인 사례에 불과한 것으로 1,000명, 2,000명의 사례를 통해서 통계학적으로 확인되지 않은 것이 문제입니다.

저는 앞에서 얘기한 것처럼 '싸울 수 있는 암은 싸운다'는 입장입니다. 항암제에 대해서도 백혈병이나 악성림프종 등에 대해서는 매우 효과적이라고 생각합니다. 따라서 독자 여러분이 운 나쁘게 암에 걸렸을 때에는 암의 악성도와 단계를 분석해서 싸울 수 있는 암이라면 전력을 다해서 대처했으면 합니다.

다만, 그것은 40~60대의 경우입니다. 70세 이상 고령자의 암은 악성도와 진행도도 중요하지만, 무리하게 수술이나 방사선 치료, 항암제 치료를 맹목적으로 권하지는 않습니다.

왜냐하면 고령자의 세포는 생물학적으로 매우 약한 상태이기 때문입니다. 암세포도 몸의 일부이므로 젊을 때에 비하면 약한 상태여서 악성도나 위험도 낮아져 있고, 전립선암 등은 사후 부검(치료효과 등을 확인하기 위해 해부하는 것)에서 처음으로 발견되는 경우도 적지 않습니다. 즉, 암에 걸려 있는 상태에서 다른 병으로 사망한 것입니다.

그러므로 고령자에게서 암이 발견되었다고 해도 본인이 원하지 않는 이상 급하게 수술할 필요는 없습니다. 80세를 넘긴 저희 아버지가 암에 걸렸다고 해도 "나이도 있고 하니, 수술이나 항암제 치료는 필요 없어요"라고 얘기할 작정입니다.

물론 독자 여러분의 가족이 암에 걸렸을 경우 마음을 다독여줄 필요는 있습니다. 왜냐하면 암환자의 50% 가까이는 다양한 신체적·정신적 고통과 치료에 동반되는 여러 문제로 고생하고 있기 때문입니다. 특히 우울, 섬망, 적응장애가 암환자의 3대 정신질환으로 알려져 있습니다.

암은 죽음을 예감하게 하는 병이기 때문에 환자에게 매우 심각한 스트레스를 줍니다.

암 선고를 받으면 환자의 심리는 '설마……', '왜 하필 내가'라며 큰 충격을 받고(2~3일), 마음의 동요가 지속되고(1~2주간), 서서히 진정되어 처음으로 암과 마주하는(2주 이후) 3단계로 변하는 것으로 알려져 있습니다.

다만, 모든 사람에게 이 단계를 적용할 수 있는 것은 아니며, 20~40%의 사람은 정신질환에 걸릴 것 같은 불안과 우울증이 생겨납니다. 또한 저를 포함한 신체과(정신과와 비교되는 것으로 제가 만든 말입니다) 의사가 암환자의 심신을 파악해 치료하는 것은 쉬운 일이 아닙니다.

이런 상황에서는 신체적으로 적절한 암치료를 하는 것 또한 어렵기 때문에, 필요하다면 환자의 정신 상태를 정확히 파악해서 신속하게 치료하는 정신종양의(암 전문의 심리치료를 담당하는 정신과의)의 심리치료를 권합니다.

이런 심리치료는 질 높은 포괄적 암 치료를 위해서도 필요합니다. 만약 가족이 불행히도 암에 걸렸다면 심리치료도 고려하시기 바랍니다.

가족이 진행암 상태라면

암 치료의 대표적인 세 가지 방법은 '수술치료법', '방사선치료법', '화학치료법(항암제 치료)'입니다. 의학, 약학, 의료기기의 발달에 따라 이들 치료법도 치료 효과를 높여가며 진화하고 있습니다. 하지만 그럼에도 불구하고 매년 30만 명 이상이 암으로 목숨을 잃고 있습니다.

즉, 고도로 발달한 현대의학으로도 악성도가 높은 암, 진행암(여러 장기로 전이나 침윤이 시작되어 통증과 식욕부진, 권태감 등이 나타나는 단계), 말기암(다른 장기로 계속 전이되어 의식 혼탁, 호흡 곤란에 빠지는 단계)에 걸린 많은 생명을 구하지 못하는 것이 현실입니다.

따라서 저나 가족이 진행암이나 말기암에 걸렸다면 '가족이 암이라면'(5장)에서 얘기한 것처럼 암 종류와 항암제에 대한 감수성 등을 종합적으로 판단해서, 몸에 큰 부담을 끼치는 항암제 치료는 선택하지 않을 것입니다. 다만 '끝내지 못하고 온 일이 있는데, 마무리하고 싶다'고 생각해서 5~6개월간 생명을 연장하기 위해 괴롭지만 항암제를 사용하는 경우도 있을 것입니다.

반대로 이제 그만하면 됐다고 생각해 호스피스 시설에 들어가거나 통증을 없애기 위해 모르핀 주사를 맞는 경우도 있을 것입니다. 물론 당시의 증상이나 생활 환경, 비즈니스 환경에 따라 선택이 달라지겠지만, 제 판단으로는 진행암에 걸렸다면 쓸데없는 치료는 하지 않는 것이 좋다고 봅니다.

하지만, 일반적으로 환자들은 이런 마음을 가지는 것이 어려울지도 모릅니다. 누구라도 '조금이라도 더 오래 살고 싶다'고 생각하기 마련이고, 환자 가족들도 그렇게 바라고 있을 것입니다. 그렇기 때문에 대부분 항암제 치료 등을 받고 있습니다.

만약에 의사에게 "최선을 다했지만 안타깝게도 더 이상의 치료 방법은 없습니다. 앞으로는 고통을 조절해 가는 방향으로 생각해 봅시다"라는 말을 듣는다면 환자들은 일시적으로 깊은 절망감에 빠질 것입니다. 그러나 그 이후에는 통증 관리로 인해 아픔을 그다지 느끼지 않으면서 남은 생을 알차게 보낼 수도 있을 것입니다.

진행암은 죽음에 이르는 경우가 많습니다. 하지만 죽음에 이를 때까지의 기간을 어떻게 보낼 것인가는 환자 본인이 결정해야 합니다. 좀 더 나은 여생을 보내는 '도구'로서 병원을 이용하는 것이 되어야 합니다. 그렇게 암에 대처하는 것을 추천합니다.

도표 17 호스피스의 종류

병원 내 병동형	일반 병원의 일부 병동을 호스피스로 이용하는 경우
병원 내 독립형	일반 병원과 동일한 부지 내에 있지만, 일반병동과는 별도로 독립되어 있는 호스피스 건물을 보유하고 있는 경우
병원 내 완화의료팀	병원 내에 완화치료를 하기 위한 전문가가 배치되어 있는 경우
재택형	입원시설을 보유하고 있지 않고(있더라도 단기 입원만 허용), 재택간호를 중심으로 하는 경우
완전 독립형	말기 의료, 완화 의료를 실시하는 시설. 완화 의료 이외의 적극적인 치료는 하지 않음

추가로 호스피스는 말기암 환자에 대해 주로 통증 완화와 말기 의료Terminal Care를 제공하는 시설입니다(도표 17).

여기서는 강한 항암제 치료나 연명 치료는 하지 않고, 마약 성분을 적절히 사용함으로써 암 말기의 극심한 통증을 완화시키고, 임종을 맞을 때까지 환자에게 정신적 지지나 사회적 도움을 줍니다.

현재 호스피스에는 병원 내 병동형, 병원 내 독립형, 병원 내 완화의료팀, 재택형, 완전 독립형의 다섯 가지 형태가 있고 각각의 특징이 있습니다. 좀 더 자세한 정보가 필요할 때는 관련 책이나 인터넷에서 찾아보는 것도 좋습니다.

가족이 암으로 사망했다면

암환자 가족의 슬픔과 간병의 고통, 그리고 유족이 된 분들의 상실감이 너무나 큰 나머지, 10~50%는 정신과 치료를 받아야 할 만큼 힘들다고 합니다.

저희 집안에는 암의 가족력이 없고, 가까운 사람들 중에 암으로 사망한 사람도 없습니다. 그래서 사랑하는 사람이 암으로 사망했을 때의 상실감을 느껴본 적은 없지만, 의사로서 암환자 유족들의 통곡을 두 눈으로 목격한 적은 많습니다. 많은 유족들이 실의에 빠져 있으면서도 결국에는 슬픔을 이겨내고는 하는데, 일부는 사랑하는 사람, 가까운 사람이 암으로 사망했다는 사실을 받아들이지 못하고 정신적으로 내몰려 다시 일어서기까지 10년 이상 걸리는 경우도 있습니다.

만약 가까운 사람이 암으로 사망해 상실감에 빠지면 '가족이 암이라면'(5장)에서도 얘기했듯이 정신종양과(암 전문의 심리치료를 담당하는 정신과)에서 진찰받을 것을 추천합니다. 정신종양과에서는 암환자 본인뿐만 아니라 가족이나 유족들을 위한 정신치료도 진행하고 있습니다.

이 치료에 대해 잘 알고 있는 지인의 말에 따르면 사이코온콜로지 Psycho-Oncology, 정신종양학라고 하는 사고법은 1980년대부터 있었는데, 처음의 연구 테마는 '암 통증과 마음', '암 선고의 옳고 그름' 등이 많았다고 합니다. 대부분의 암환자 가족들은 심인반응*으로 괴로워하고 3분의 1은 심각한 우울증에 빠지기도 합니다. 이런 분들에게는 약물치료가 필요한데 건강보험이 적용됩니다.

앞으로의 정신종양학은 제대로 된 의료 범주 안에서 폭을 넓혀야 할 것입니다. 이를 위해서는 의료 현장에서 정신종양학을 제대로 받아들여 안착시켜야 합니다. 하지만 보통의 임상의들 중에는 정신종양학을 모르는 사람도 많은 것이 현실입니다.

암으로 가족이나 사랑하는 사람이 사망한 경우, 그때의 정신적인 고통을 혼자서 감당하려고 하지 말고 정신과 전문의에게 치료를 맡기는 것이 좋습니다. 만약 독자 여러분들 중에 가까운 사람이 암으로 사망해 상실감으로 괴로워하고 있는 분이 계시다면 국립암센터의 정신건강클리닉 같은 곳에서 진찰받아 보시는 것이 어떨까요.

---

* 심리적인 원인으로 인해 생기는 정신적, 신체적 장애

가족이 암 검진을 받게 되었다면

암 예방을 위해 암 검진을 받고 있다는 사람이 많습니다. 하지만 암 검진의 목적은 암을 예방하는 것이 아니라 암의 조기 발견과 조기 치료를 통해(드물게 암이 되기 전 증상을 발견하는 경우도 있다) 생명을 지키는 것입니다. 우선 이 점을 염두에 두기 바랍니다.

이제는 '암 대국大國이 된 일본에서는 국민의 생명을 지키기 위해(또는 방대한 국민의료비 절감을 위해) 후생노동성의 진두지휘로 각 지자체와 민간 의료시설에서 암 검진이 광범위하게 실시되고 있습니다.

하지만 "암 검진을 받아도 암이 발견되는 사람은 극소수이고, 대부분의 사람에게는 쓸모가 없는데 과연 암 검진이 필요한가?"라는 의견도 있어, 미국과 일본을 시작으로 세계 각국에서 암 검진의 효과를 과학적으로 평가하려는 연구가 진행되고 있습니다.

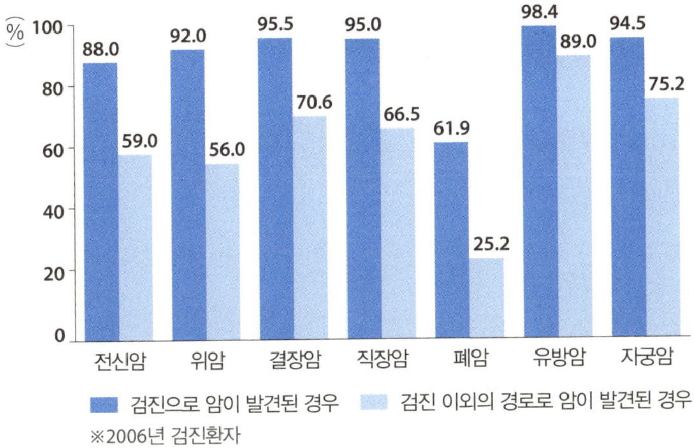

도표 18 암의 5년 생존율 비교

가나가와현립 암센터 조사 참조

그러면 가나가와현립 암센터가 실시한 무척 흥미로운 연구 결과를 소개하겠습니다. 검진으로 암이 발견된 경우와 검진 이외의 경로를 통해 암이 발견된 경우(병원 외래진료 등)의 5년 생존율을 비교한 것으로 위암, 결장암, 직장암, 폐암, 유방암, 자궁암, 전신암에서 '암 검진'이 '검진 이외'보다 상대적으로 높은 것으로 나타났습니다(도표 18).

즉, '암 검진은 효과가 있다'는 것을 데이터가 보여주고 있습니다.

하지만 데이터에 대해서 "병증이 없는 사람을 미리 검진해서 암을 발견하는 것이니 오래 사는 것은 당연하다", "검진을 받는 사람은 애초부터 건강의식이 높고, 경제적으로도 여유가 있다. 돈을 들여서 좀 더 좋은 치료를 받으니 5년 생존율도 높아진다", "매년 1회

검진을 받아도 진행이 빠른 암에는 대처할 수 없다"는 등의 의견도 있습니다.

모든 일이 그렇듯이 암 검진에도 장점benefit과 단점risk이 있습니다.

예를 들면 암 검진의 최대 장점은 암을 조기에 발견해 조기 치료를 할 수 있는 것입니다. 하지만 이를 위해 받게 되는 위내시경검사, 대장내시경검사 등이 끼치는 육체적 부담도 무시하기 힘들고, CT, 유방촬영술에는 의료피폭(7장 '가족이 건강검진을 받게 되었다면'에서 설명) 문제도 지적되고 있습니다.

게다가 검진에서 양성으로 의심된다고(암일 가능성이 있는) 판정받으면 정밀검사에서 또 한 번 의료피폭을 받는 등, 여러 차례 육체적 부담이 생깁니다. 반대로 검진에서 암을 놓치면 암을 눈앞에 두고도 조기 치료의 기회를 날려버릴 수 있다는 지적도 있습니다. 갑상선암이나 전립선암 등 발견하지 않아도 되는 암을 발견해 치료를 권유받았다는 경우도 암 검진이 갖고 있는 단점을 나타내줍니다.

발견하지 않아도 되는 암이 있다!?

특히 발견하지 않아도 되는 암을 검진에서 발견해 불필요한 치료를 장기간에 걸쳐 받는 것은 '과잉진료'라고 해서 세계 의료 현장에서도 문제시되고 있습니다. 대표적인 것이 전립선암과 갑상선암입니다.

전립선암은 PSA검사라고 하는 값싸고 안전한(육체적 부담이 적은) 혈액검사로 진단할 수 있기 때문에 50세 이상의 남성에게 널리 보급되어 있는 검사입니다. 하지만 얄궂게도 값싸고 안전하다고 하는 PSA검사의 장점이, PSA검사의 단점을 부각시키고 있습니다.

전립선암은 골 전이 등을 일으키는 악성도가 높은 전이성 암의 발생 빈도는 적고, 대부분은 방치해도 되는 암입니다.

미국 국립 암연구소의 통계를 보면 전립선암 발병률은 전립선암 검진이 보급된 1985년 이후에 급증해 환자 수가 최고 수준에 달했습니다. 하지만 1990년대에 급락, 그 이후에는 비슷한 수준을 유지하거나 점점 줄어드는 경향을 보이고 있습니다. 반면에 전립선암으로 인한 사망률은 보합 상태에서 2000년 이후로는 감소하고 있습니다.

즉, PSA검사의 보급으로 인해 죽음에 이르지 않는 다수의 전립선암을 발견했다고 볼 수 있습니다. 검진에서 전립선암이 의심되면 전립선 조직검사를 받게 되는데, 그로 인한 통증, 감염 위험, 배뇨 장애, 발기부전 등의 신체적인 위험이 있습니다. 게다가 암에 대한 불안으로 괴로워하는 환자도 많이 있습니다.

한편 갑상선암도 진단할 필요가 거의 없다고 해도 과언이 아닙니다. 미국에서는 "평생 동안 갑상선암으로 사망하거나 전이될 위험도가 0.1%인 것에 비해 50~70세 성인을 부검했을 때 30~100%에서 갑상선암이 발견되었다."는 조사 결과도 있었습니다.

이처럼 암 검진에는 암을 조기에 발견하고 조기에 치료할 수 있다는 장점과 더불어 여러 가지 단점도 있습니다.

하지만 저는 많은 단점을 안고 있더라도 암 검진은 효과가 있다고 생각합니다. 특히 암 가족력이 있고, 암 공포증(몸에 이상이 생기면 암이 아닐까 하는 불안으로 공포를 느끼게 되는 증상)에 빠져 있는 사람에게는 "검진을 받아 암인지 아닌지 확실히 하는 것이 좋다. 설령 암이 발견되어도 조기 치료를 받을 수 있으니까"라며 검진을 적극 권하고 있습니다.

또한 흡연자나 술을 자주 마시는 사람, 염분 섭취가 많은 사람도 검진을 받는 것이 좋습니다. 저도 1년에 최소 1회는 소화기 관련 검사를 받고 있고, 저희 회사에서는 사원들의 암 검진 비용을 지원하고 있습니다.

물론 암 가족력이 없는 사람이나 암 발생 위험이 적은 생활을 보내고 있는 사람에게 무리하게 검진을 권하지는 않습니다. 지금까지 설명한 것처럼 암 검진에는 단점도 있으므로 그 점을 잘 생각해서 검진을 받을 것인지 말 것인지 각자 판단하는 것이 좋습니다.

그리고 본인 스스로의 의지로 검진을 받고 안타깝게도 암이 발견되었다고 해도 그 이후에 어떤 치료를 받을 것인가, 또는 치료를 거부할 것인가에 대한 것 또한 스스로 선택해야 합니다.

이 점은 의사로서 아내와 아이들에게도 항상 당부하고 있습니다.

가족이 자궁경부암 백신을 맞는다면

"일본 전체에서 접종을 받는 약 340만 명 중에 약 2,600명에게서 부작용이 있었다는 보고가 있고, 그중에서 200명 정도는 증상이 회복되지 않았다."(〈도쿄신문〉 2015년 10월 16일 기사)

이것은 자궁경부암 백신의 부작용에 대한 신문 보도입니다.

일본 후생노동성은 WHO세계보건기구의 추천에 따라 2013년 4월부터 자궁경부암 예방을 위한 백신접종을 10대 여성들에게 권장해 왔는데, 같은 해 6월에는 "적극 권장하는 것은 아닙니다"라며 입장이 바뀌었습니다. 그리고 현재는 "백신접종의 효과와 위험을 충분히 파악한 다음 백신접종을 받아주시기 바랍니다", "백신접종 후에 몸에 변화가 생긴 경우 바로 의사에게 상담해 주시기 바랍니다"라고 호소할 정도로 백신접종에 대해 소극적으로 변했습니다.

자궁경부암의 90%는 주로 성관계로 감염되는 인유두종 바이러스HPV, Human Papilloma Virus가 원인입니다. 20~39세의 젊은 여성이 걸리는 암 중에서 유방암 다음으로 많고, 연간 1만 5,000명 가까운 사람이 자궁경부암에 걸리고 3,500명이나 되는 사람이 사망합니다.

이것을 줄여보고자 한 것이 자궁경부암 백신입니다.

당연하겠지만 백신치료법도 의료이므로 부작용은 분명히 존재합니다. 세계적으로는 자궁경부암 백신의 부작용이 약 100만 명 중에 1명꼴로 발생한다고 합니다.

한편 일본에서는 임상실험 때부터 치료비 지원이 되고 있는 현재까지 약 300만 명 이상이 865만 회 접종받았고, 그중 106명에게서 심각한 부작용이 발생했다는 조사 보고가 있습니다. 이 중에서 복합부위 통증증후군CRPS, Complex Regional Pain Syndrome이 의심되는 사례가 5건입니다. 즉, 세계적인 통계와 동일한 빈도로 발생하고 있고 일본만 특별히 많이 발생하는 것은 아닙니다.

WHO '백신 안정성에 관한 전문위원회'는 2015년 12월 17일에 발표한 성명에서 일본을 강하게 비난하고 있습니다. 성명에서는 '접종권장 중지는 빈약한 증거에 기반을 둔 정책 결정'이고, '일본의 젊은 여성들은 충분히 예방할 수 있는 HPV 관련 암에 걸리기 쉬운 상황에 놓여 있다' 그리고 '이런 잘못된 정책 결정 때문에 앞으로 피해가 발생할 것이다'라고 밝혔습니다.

'약해에이즈 사건'과의 유사성

그러면 어째서 세계적으로 사용되고 있는 자궁경부암 백신에 대해 일본 후생노동성은 앞에서 이야기한 것과 같이 태도가 바뀌었을까요?

여러분은 '약해에이즈藥害AIDS 사건*'을 들어본 적 있습니까?

당시 후생성(현재 후생노동성) 전 생물제제生物製劑과 과장이 수갑을 찬 모습이 방송되고, 데이쿄대학帝京大學 전 부학장도 범죄자 취급을 받았던 사건입니다.

생물제제과장은 악의를 품고 또는 개인적인 이익을 위해 그런 행동을 한 것일까요? 그렇지 않습니다. 부주의한 업무처리로 피해를 확대시켰을까요? 그렇다고도 생각지 않습니다. 그러면 그들은 어째서 체포되었을까요?

그것은 '결과' 때문입니다. '결과가 나쁘다면 반드시 범인이 있기 마련이다. 범인을 찾아라!'는 분위기가 형성되어 그들이 처벌받은 것입니다. 그 사건에서 국민들도 언론들도 '아무도 잘못이 없는데 불행한 결과가 생겼다'고는 생각지 않고 '마녀사냥'하듯이 범인을 찾고, 찾아낸 범인을 규탄하는 데 혈안이 되었던 것입니다.

후생성에서 일하는 사람들은 이것을 보고, 무엇을 생각하고 무

* 1980년대 일본에서 비가열(非加熱) 혈우병 치료제로 인해 1,800여 명이 HIV 바이러스에 감염되어, 그중 400명 이상이 사망한 사건. 에이즈는 한마디로 인간면역결핍 바이러스인 HIV 바이러스에 감염돼 면역력을 잃어버리는 질병이다.

엇을 느꼈을 것인가 상상하기 어렵지 않습니다. '아무리 열심히 일하려고 해도, 국민복지를 위해 멸사봉공의 정신으로 일하려고 해도 결과가 나쁘면 처벌받는다.' 그렇게 생각했을 것입니다.

그리고 만에 하나 자신에게 그런 업무가 배정된다면 안전하게 (WHO의 권고 따위 아랑곳하지 않고) 배정된 업무를 피할 방법을 생각하겠지요. 만약 제가 담당과장이라 할지라도 결과가 최악으로 나타나 재임 중에 언론으로부터 비난받을 가능성이 1%라도 있는 업무에는 절대 관여하고 싶지 않습니다. 오히려 그 업무를 없애려고 할지도 모릅니다. 현재 후생노동성이 보이는 태도는 과거에 있었던 이런 사건이 바탕에 있는 것입니다.

'혈우병 환자들을 제물로 삼아 제약회사로부터 뇌물을 받았다.' 지금 생각해 보면 정말 악마 같은, 하지만 일반 대중이 기뻐할 만한 이런 시나리오에 당시의 언론들이 빠져들었던 것입니다.

의료과실과 의료붕괴

약해에이즈 사건뿐만 아니라 '나쁜 결과가 생겼으면 범인을 찾아야 한다!'는 욕구가 특히 의료 분야에서 강하게 나타나는 것 같습니다. 2004년 12월 제왕절개 수술로 산모가 사망한 사건에서 집도의였던 후쿠시마현 산부인과 의사가 체포되었는데, 진료과목을 막론하고 일본 전국의 의사들이 체포에 항의했습니다.

요즘 산부인과에서 진행되는 출산은 안전할 뿐만 아니라, 출산으로 사망하는 사람은 거의 없습니다. 이것은 사실입니다. 하지만 사망하는 사람이 0Zero이라는 것은 아니고, 거의 없어졌다는 것입니다. 후쿠시마현립 오노병원 산부인과 의사는 우연히 이 '거의'가 아닌 사례에 해당된 것입니다.

재판 기록에서 유족들의 발언을 보면 "의료과실이 아니라면 왜 죽었어!"가 기록되어 있습니다. 이는 뒤집어 얘기하자면 '사람이 출산으로 죽는 것은 의료과실을 저지르는 나쁜 의사가 있기 때문이다'가 됩니다. 다시 말해 '결과'가 나쁘면 '범인'이 있기 마련이다. '범인을 찾아라!'고 하는 인간 심리 그대로인 것입니다.

그 결과 의료 현장은 어떻게 변했는지 살펴볼까요. 사건이 있은 다음 해, 제가 사는 가나가와현의 4개 의과대학(요코하마시립대, 성마리아나의대, 기타사토대학, 도카이대학) 전체에서 산부인과 지원자가 1명뿐이었습니다. 그 후로 산부인과 의료의 붕괴는 사회적인 현상이 되었고, 그 흐름은 지금까지도 멈추지 않고 있습니다. 그리고 이 상태라면 산부인과 의료가 걸어온 길을 따라가듯이 일본의 예방의료는 붕괴해 버릴 것입니다.

'누구에게도 잘못이 없는데 결과가 최악의 상태가 되어버린다.' 이런 일은 특히 의료(예방백신 분야)에서 흔하게 일어납니다. '누구 잘못이야? 범인을 찾아!' 이런 일을 반복하지 않고 피해자를 구하기 위해서는 '무과실 보상제도'밖에 없습니다.

하지만 현재 일본 법률에는 이 제도가 없습니다. 법률 자체가 '가해자'(악인)가 존재함으로써 비로소 '피해자'가 구제받는 구조로 되어 있습니다. 이 부분을 다시 한 번 진지하게 고민해 봐야 할 때라고 생각합니다.

감사받지 못하는 의료

저도 중학생 딸을 가진 부모 입장에서 자궁경부암 백신접종 후 심각한 부작용으로 고생하는 아이들의 존재에 마음이 무척 아픕니다. 부작용은 반드시 피하고 싶은 것이지만, 그래도 부작용이 전혀 없는 백신(의료)은 '꿈같은 얘기'입니다. 지금까지 보고된 백신접종 후의 심각한 부작용과 관련해서 인과관계가 밝혀진 사례는 단 1건도 없습니다.

그렇다면 성관계를 시작하기 전에 백신 접종을 하는 것이 현 단계에서 가장 효과적인 방법일 것입니다. 만약 자궁경부암 백신을 맞으면 평생 자궁경부암에 걸리지 않는다는 보장이 있는데도 10만 명 중에 1명에게 나타나는 심각한 부작용(위험, 단점)이 무서워 이런 이점(장점)을 놓친다면 무척이나 안타까운 일입니다.

여담이지만 자궁경부암 백신 등의 예방백신은 자신이 백신의 도움을 받았다고 실감하기 어려운 의료입니다. 알기 쉽게 얘기하자면, 감기에 걸렸을 때 약을 먹어 증상이 완화되었을 경우 '이제 살 것 같다. 약 먹길 잘했다'고 생각할 것입니다. 하지만 '백신을 맞았더니 자궁경부암에 걸리지 않았다. 암 백신 고마워'라고 생각하는 일은 결코 없습니다.

결국 백신접종은 '감사받지 못하는 의료'입니다. 그렇기 때문에 무언가 문제가 생겼을 때 언론에게 비난받기 쉽고, 사실상 자궁경부암 백신도 비난받고 있습니다. 이것이 백신의료의 본질입니다.

하지만 암은 한번 걸리면 완전히 치료하기 어려운 경우가 많은 병입니다. 암에 걸리지 않는 방법이 있고, 세계적으로 보급되어 있다면 적극적으로 활용해야 한다고 생각합니다.

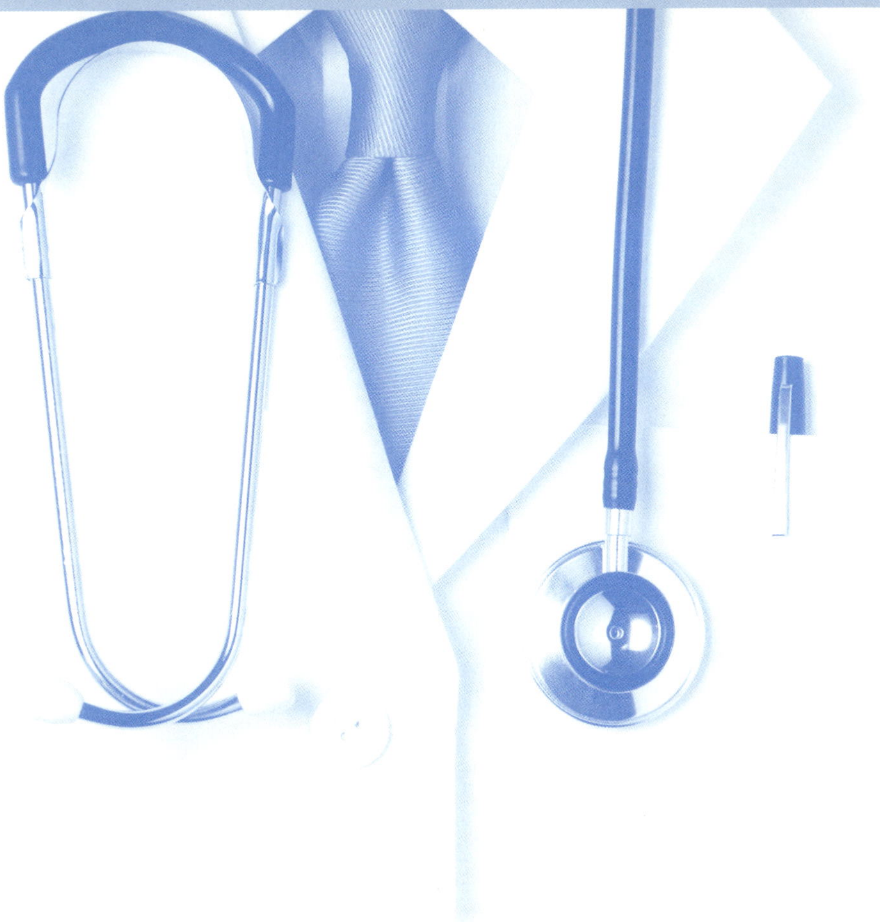

제 6 장

약

가족이 일반의약품을 사야 할 때

취재 중에 "의사도 시판약(일반의약품, 도표 19)을 사는 경우가 있습니까?"라고 질문받은 적이 있습니다. 그때 저는 "거의 사지 않습니다. 다만, 급한 경우는 사기도 합니다"라고 대답했습니다. 지극히 당연한 대답인데, 다른 임상의들도 마찬가지로 대답할 것이라 생각합니다.

왜냐하면 의사는 처방전을 발급할 수 있기 때문에 몸 상태가 좋지 않을 경우 처방약(의료용 의약품)을 쉽게 구할 수 있습니다. 실제로 저나 가족이 몸 상태가 좋지 않을 때는 처방을 준비해서 약국이나 저희 회사와 관련 있는 병원 등에서 약을 처방받고 있습니다.

하지만 급한 경우는 이렇게 할 수 없습니다. 갑작스러운 발열, 두통, 복통 등이 생겼을 때는 처방전을 가지고 약국에서 조제받는 것보다는 가까운 드럭스토어에서 감기약이나 해열진통제를 사는 것

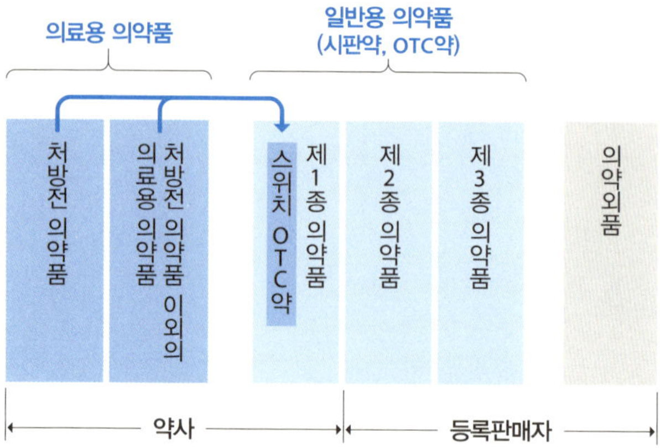

도표 19 약의 종류

이 쉽고 빠르게 증상을 완화할 수 있습니다. 또한 병원이나 조제전문약국에는 없고 일반 약국, 드럭스토어에서만 판매하는 약도 있는데, 대표적인 것이 '오타이산'과 '정로환'입니다. 저는 이 약들을 항상 갖고 다니면서 위가 이상하거나 설사를 할 때 복용하고 있습니다.

위장약은 처방약 중에도 '시메티딘Cimetidine' 등이 있지만 정로환 같은 약은 없습니다.

정로환은 1904년에 시작된 러일전쟁에 참전한 병사들의 복통, 설사, 치통을 억제해 '러시아군을 이긴 만능약'이라고도 불렸고(당시에는 '충용정로환'), 이후 110년 이상이나 판매되고 있는 초장수 인기약입니다. 저도 어릴 때부터 배가 아프면 항상 정로환을 먹어왔기 때문에 의사가 된 지금도 손뗄 수 없게 되었습니다.

그런데, 정로환이 어떻게 설사를 멈추게 하는가에 대해 실은 최근에서야 알게 되었습니다. 이 약은 너도밤나무, 소나무 등의 원목을 건조시켜 정제·추출한 나무 크레오소트creosote를 주성분으로 해서 황벽, 감초, 진피 등의 생약이 추가되어 있는 것입니다. 최근의 연구에서 '나무 크레오소트를 중심으로 하는 성분이 종합적으로 작용해, 장액腸液의 분비와 대장의 과도한 활동을 억제하여 장에서의 수분 흡수를 촉진시키기 때문'이라는 연구 분석 결과가 나왔습니다.

위장약 외에도 미코나졸 질산염을 주성분으로 하는 무좀약도 아주 유용합니다. 저는 예전에 무좀에 걸렸던 적이 있어서 이 약을 1년 정도 진득하게 계속 발랐더니 4~5년간은 무좀이 생기지 않았습니다. 이런 바르는 약은 오래 전부터 있었고, 약 성분이 강하지 않기 때문에 시간이 걸리기는 하지만 상당히 좋은 약입니다.

한편 시판약 중에는 고개를 갸우뚱하게 하는 약도 많이 있습니다. 예를 들면 '키즈드라이'는 상처를 건조시키는 약입니다. 상처는 건조시키지 않는 편이 피부가 빨리 재생되기 때문에 요즘 의료 현장에서도 상처를 건조시키지 않는 치료법이 주류인데, 이상할 따름입니다.

또한 '가슴이 두근거리고 숨이 찰 때 구심'이라는 TV 광고가 있습니다. 하지만 가슴이 두근거리거나 숨이 찰 때는 시판약을 먹는 것보다는 빨리 병원에 가야 합니다. 제약회사 홈페이지를 보면 갱년기장애, 부정맥, 가슴이 바늘로 콕콕 찌르듯이 아픈 통증 등에 효과가 있다고 강조하고 있지만, 부정맥은 때로는 목숨이 위태로울 때도 있습니다(3장 '가족이 부정맥이라면' 참조). 절대 가볍게 생각해서는 안 됩니다.

주의! 부작용

거리에 있는 드럭스토어나 약국에는 다양하고 방대한 양의 약이 진열되어 있습니다. 약상자에는 반드시 '주의사항'이 들어 있는데, 사용상 주의, 효과·효능, 용법·용량, 유효성분, 부작용, 보관과 취급상 주의 등이 기재되어 있습니다.

그러면 이 주의사항은 무엇 때문에 적혀 있는 것일까요? 누구나 '소비자가 안전하게 약을 복용하도록 하기 위해'라고 생각할 것입니다. 분명 그런 목적도 있지만, 사실은 또 다른 역할이 있습니다. 바로 '제약회사를 의료소송으로부터 지키기 위해'라는 중요한 역할입니다.

예를 들어 제약회사가 중요한 부작용이나 금지사항에 대해 소비자에게 주지시키지 않고, 약물 관련 사고가 생긴다면, 설령 그것이 10만 건에 1건 정도 발생한 것이라고 해도 제약회사는 의료소송에서 100% 패소하기 마련입니다.

즉, 소비자들이 거의 읽지 않는 '지나치게 공손하다'는 생각까지 들게 하는 주의사항은 소비자의 건강을 지키기 위한 것이 아니고,

의료소송으로부터 제약회사를 지키기 위한 것입니다.

그렇기 때문에 단순한 종합감기약이나 해열진통제인데도 불구하고, 목숨이 위태로운 부작용으로서 라이엘증후군, 간질성 폐질환, 극성폐렴, 위장장애 등이 적혀 있고, 진해거담제에는 아나필락시스 쇼크, 중독성 발진, 황달 등을 비롯한 심각한 병명이 잔뜩 적혀 있습니다.

하지만, 시판약으로도 매년 사망사고가 일어나고 있다는 사실을 받아들여야 합니다. 일본 후생노동성에 따르면 2007~2011년까지 5년 동안 시판약에 의한 부작용은 1,220건이 있고(종합감기약 404건, 해열진통소염제 243건, 한방제제 132건 등), 그중에서 사망사고는 24명(같은 순서로 12명, 4명, 2명 등), 후유증이 남은 것이 15건(같은 순서로 8건, 2건, 칼슘제 2건 등)이라고 합니다.

즉, 시판약으로 인한 사고가 연간 250건 정도 일어나고 있는 것입니다.

스위치 OTC약

'스위치 OTC약(도표 19 참조)', '다이렉트 OTC약'으로 불리는 약을 알고 계십니까?

OTC란 Over The Counter, 즉 드럭스토어나 약국의 카운터를 넘어간 약(시판약)이라는 의미입니다. 또 스위치는 의료용 의약품에 함유된 성분의 안정성과 효과를 확인한 후에 일반용으로 스위치(전환)했다는 뜻입니다.

다이렉트 OTC는 국내에서 처방약으로 사용된 적이 없는 성분을 직접 시판약으로 판매하는 것으로 대표적인 것으로 발모 효과를 인정받은 미녹시딜Minoxidil 성분을 배합한 '리업RiUP'이 있습니다.

그러면 스위치 OTC약과 처방약의 효과는 같을까요? 동일한 성분이 배합되어 있으니 같다고 생각할 수 있지만, 시판약은 처방전 없이 누구라도 살 수 있다는 특성상 부작용 위험을 줄이기 위해 해당 성분의 농도를 낮춰서 제조합니다.

예를 들어 '가스터'는 위궤양, 십이지장궤양의 수술을 대부분 필요 없게 만들었다고 할 만큼 효과가 좋은 약입니다. 하지만 혈액장애 등의 심각한 부작용으로 인해 사망하는 사례가 발생했기 때문에, 주성분인 H_2블로커가 처방약에는 1정당 20mg 정도 배합되어 있는 것에 비해 시판약에는 최대 10mg으로 제한되어 있습니다.

또한 습진과 피부염 치료에 사용되는 스테로이드(부신피질 호르몬) 외용약은 약효의 세기에 따라 약함, 보통, 강함, 매우 강함, 가장 강함의 다섯 가지 단계로 분류되는데, 시판약으로는 '강함'까지만 판매가 허용됩니다. '매우 강함', '가장 강함'은 처방약으로만 이용 가능합니다.

하지만, 성분의 농도가 낮은 시판약이라고 해서 규정된 용량의 2배, 3배를 복용해서는 안 됩니다. 의사들은 규정된 용량 이상의 복용(또는 도포 등)을 '과다복용Over Dose'이라고 부릅니다. 체력이 약한 고령자나 당뇨병 등의 전신질환을 가진 사람은 부작용이 심하게 나타나기 쉽기 때문에, 과다복용으로 인한 피해를 예방하기 위해 특히 주의해야 합니다.

등록판매자 제도

그러면 어째서 의료용 의약품의 강한 성분이 함유된 '스위치 OTC약'이나 '다이렉트 OTC약'이 등장하게 되었을까요? 그 배경에는 '자신의 건강은 자기 스스로 지키시오(Self-Medication)'라고 하는 일본 후생노동성의 의지가 반영되어 있습니다.

현재 일본의 국민의료비는 고령화 등의 영향으로 크게 늘어나 2013년에 400조 6,100억 원 정도였던 것이 앞으로 500조 원에 도달할 것이라는 예측도 나와 있습니다.

이 비용을 줄이기 위해 '일반인도 건강과 의료에 관한 정보와 지식을 모아 질병을 예방하기 위해 노력하는 것과 동시에, 병원에 가지 않아도 되는 가벼운 병이나 증상은 시판약이나 스위치 OTC약을 이용해 자기 스스로 치료하시기 바랍니다'라는 것입니다.

하지만 앞에서 이야기했듯이 시판약이라고 해도 부작용 위험이 0%는 아닙니다. 이 때문에 후생노동성은 2009년 약사법을 개정해 시판약을 위험도에 따라 제1~3종으로 분류하는 것과 동시에 새롭게 '등록판매자 제도'를 도입했습니다.

제1종 의약품이란, 일반의약품으로서 사용된 적이 적고, 일반의약품으로서의 안정성이 확인되지 않은 성분, 또는 일반의약품으로 하기는 위험도가 높다고 생각되는 성분이 배합된 약입니다. 제2종 의약품은 드물게 일상생활에 지장을 초래하는 건강피해(입원해야 할 정도의 피해 이상)가 생길 가능성이 있는 성분이 포함된 약입니다. 제3종 의약품은 일상생활에 지장을 초래할 정도는 아니지만 신체에 이상이 발생할 가능성이 있는 성분이 포함된 약으로 정의되어 있습니다(도표 19 참조).

그리고 기존에는 약사만 판매할 수 있었던 의약품을 일본 자치단체가 실시하는 '등록판매자시험'에 합격하면 제2종, 제3종 의약품에 한해서는 판매할 수 있게 되었습니다. 게다가 '점포판매업'이라는 제도를 만들어 등록판매자가 있으면 슈퍼마켓이나 홈센터, 편의점에서도 일반의약품을 팔 수 있게 되었습니다.*

제1종 의약품은 약사의 의약품 정보(사용방법, 효과, 상호작용, 부작용) 제공이 의무화되어 있기 때문에 약사가 없는 곳에서는 구입할 수 없습니다. 이것은 보통 상주하고 있는 약사가 식사 등으로 외출했을 때에도 마찬가지로 구입할 수 없습니다.

---

* 한국에서도 2012년부터 가정상비약을 편의점에서 판매하고 있으며, 향후 판매하는 약의 종류와 판매처 확대 등에 대한 논의가 진행 중이며 편의점 판매에 대한 부작용에 대해 의견이 나오고 있는 상황이다.

하지만 이 규칙이 잘 지켜지고 있는지 솔직히 의문이 듭니다. 왜냐하면 제가 가끔 들르는 드럭스토어에서 후생노동성의 의도와는 달리 제1종 의약품을 등록판매자가 아무런 설명도 없이 손님에게 판매하고 있는 모습을 종종 보기 때문입니다. 드럭스토어에서 여러 명의 약사를 고용하는 것은 비용 측면에서 어렵기 때문에 어쩔 수 없을지도 모르겠습니다.

아무튼 저나 저희 가족은 긴급할 때를 제외하고는 앞에서 얘기했듯이 일반의약품은 사용하지 않고, 제1종 의약품이 필요할 때는 처방전을 준비해서 의료용 의약품을 약국에서 구입할 것입니다.

하지만 대부분의 독자 분들은 스위치 OTC약을 구입할 것입니다. 그럴 때는 인터넷 등에서 해당하는 의약품의 정보를 충분히 얻은 다음에 약사의 설명을 듣고 올바르게 복용하시기 바랍니다.

가족이 여러 종류의 약을 한꺼번에 먹어야 한다면

고령자 중에는 여러 병원에 다니면서 여러 가지 약을 처방받고 있는 사람도 많이 있습니다. 게다가 주요 호소 증상(환자가 가장 심하다고 호소하는 병증)에 대한 약, 위장을 보호하는 약 등 여러 병원에서 동일한 약을 처방받고 있는 사람도 있을 것입니다. 그런데 이는 매우 위험합니다.

왜냐하면 동일한 성분의 약을 여러 병원에서 처방받아 지시대로 복용하면 필연적으로 과다복용(6장 '가족이 일반의약품을 사야 할 때' 참조)이 되는 것은 물론이고, 가끔 약 성분 간의 상호작용으로 인해 생각지도 못한 폐해를 가져오는 경우도 있기 때문입니다.

예를 들어, 해열진통 성분이 있는 록소닌Loxonin과 뉴퀴놀론New Quinolone 계열의 항생물질을 함께 복용하면 경련 등을 유발하는 경우가 있고, 혈액이 응고되는 것을 막아준다고 하는 와파린warfarin을 함께 복용하면 '와파린'의 항응고 작용을 증가시킬 가능성이 높아집니다. 또한 '아스피린'과 경구용 당뇨약을 함께 복용하면 저혈당이 될 가능성이 있기 때문에 주의해야 합니다.

그렇지만 보통 환자들이 약 성분 간의 상호작용을 아는 것은 거의 불가능합니다. 따라서 병원에 가면 의사에게 현재 복용 중인 약에 대해 알려주는 것이 매우 중요합니다. 만약 약의 이름을 모를 경우 먹고 있는 약을 전부 병원에 가져가서 의사에게 확인받는 것도 좋습니다.

또한 여러 병원에 다닐 경우는 약국에서 배포하는 '복약수첩'을 갖고 다니면* 의사나 약사에게 중복되는 성분의 약이나 상호작용을 일으키는 약에 대해 확인받을 수 있습니다.

약의 상호작용은 처방약과 시판약 사이에서도 발생합니다. 병원에서 처방받은 약과 시판약(특히 제1종 의약품)을 함께 복용하는 경우도 주의해야 합니다.

또한 상호작용은 약과 약 사이뿐만 아니라 약과 음식물 사이에서도 발생합니다. 잘 알려진 것으로는 '와파린'과 시금치, 낫토가 있습니다. 시금치와 낫토에 함유되어 있는 비타민K가 '와파린'의 작용을 저하시킵니다. 약과 음식물, 약과 약 사이의 궁합에 대해 도표 20, 도표 21에서 정리해 두었으니 참고하시기 바랍니다.

---

* 한국에서는 보건소에서 배포한다.

도표 20 약과 음식물의 궁합

해열진통제 + 양배추 = ✖

아세토아미노펜이 함유된 해열진통제와 양배추를 함께 섭취하면 양배추에 함유된 성분이 아세토아미노펜의 작용을 방해하고 몸 밖으로 빠르게 배출시키기 때문에 약효가 떨어진다.

아스피린 + 레몬, 오렌지 등 = ✖

아스피린과 비타민C 등을 함께 섭취하면 빈혈과 출혈성 잇몸염증 등의 괴혈병(壞血病, 비타민C가 부족해서 생기는 병) 증상을 일으키는 경우가 있다.

항생물질 + 우유 = ✖

우유는 항생물질(테트라사이클린 계열 등)의 약효를 떨어뜨린다. 또한 변비용으로 쓰이는 대장자극성 설사제(비사코딜 등)를 우유와 함께 복용할 때도 약효가 떨어지는 경우가 있다.

천식치료제 + 코코아 = ✖

코코아 원료인 카카오에 함유되어 있는 테오브로민은 천식치료제에 들어 있는 테오필린과 같은 작용을 하기 때문에 동시에 섭취하면 상승 효과로 인해 두통, 불면증이 생길 가능성도 있다.

혈압강하제 + 절임 등의 염분이 많은 식품 = ✖

혈압강하제인 'ACE억제제' 'ARB'는 염분을 많이 섭취하면 효과가 급감한다.

혈압강하제 + 스테이크 = ▲

고단백질의 육류는 혈압강하제(메틸도파 등)의 효과를 떨어뜨리는 경우가 있다.

혈당강하제 + 카레 = ✖

설포닐유레아 계열의 혈당강하제와 카레를 함께 섭취하면 효과가 강해지는 경우가 있다. 카레에 함유된 향신료가 약의 주성분(클로로프로파미드)이 작용하는 것을 강화시키기 때문이다.

강심제 + 톳, 우뭇가사리(한천) = ✖

톳, 우뭇가사리 등에 함유된 섬유질은 콜레스테롤 흡수를 억제하기도 하지만, 강심제(디기톡신 등)의 흡수를 저하시키는 측면도 있다.

항혈액응고제 + 자양강장제 = ▲

항혈액응고제(와파린 등)는 알코올과 서로 성질이 맞지 않아서 약효가 급격히 강해지는 경우가 있다. 자양강장제에도 알코올이 함유되어 있는 경우가 있으니 주의해야 한다.

와파린 + 시금치, 낫토 = ✖

시금치 같은 녹황색 채소나 낫토에 함유된 비타민K는 항혈액응고제 와파린의 작용을 약화시켜 약효를 떨어뜨린다.

결핵치료제 + 꽁치, 정어리, 고등어 등의 등푸른생선 = ▲

불포화 지방산이 많은 등푸른생선은 동맥경화 예방 효과가 높지만, 히스티딘이라고 하는 물질을 함유하고 있어 결핵치료제(이소니아지드 등)의 기능을 방해하는 경우가 있다.

결핵치료제, 항우울제 + 치즈 = ✖

치즈에는 혈압상승물질(티라민)이 함유되어 있다. 이 물질은 결핵치료제(이소니아지드 등)나 항우울제(아미트리프틸린 등)와 상호작용을 일으킬 위험이 있다.

먹는 무좀약 + 버터 = ✖

손발톱 무좀에 처방되는 먹는 무좀약(글리세오풀빈 등)은 지용성이기 때문에 버터 등과 함께 섭취하면 체내 흡수율이 높아져 구토, 두통 등을 일으킨다.

이케타니 토시로 『최신 약 상식 88』 참조

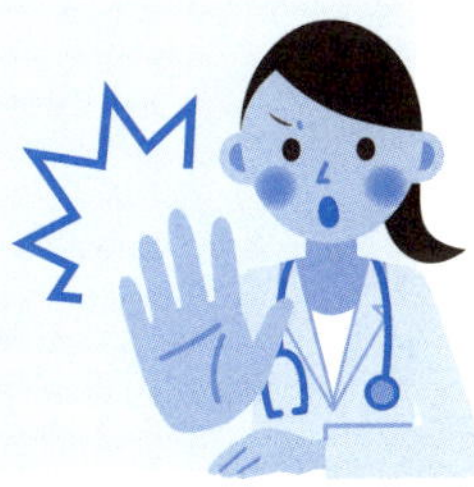

도표 21 약과 약의 궁합

감기약 + 위장약 = ●

'감기약과 위장약은 함께 복용하면 안 된다'는 것은 속설이다. 예를 들어 해열진통 성분의 상당수는 위벽을 손상시키기 쉬운데, 위장약(제산제)을 함께 복용하면 위벽을 보호하는 효과가 있다.

감기약 + 한약 = ▲

마황에서 검출되는 에페드린은 양약의 기침약에도 포함되어 있다. 따라서 함께 복용하면 과잉섭취가 될 가능성이 있다. 다만 성분이 겹치지 않을 경우는 문제가 없다.

진통제 + 항생물질 = ✖

항생물질(뉴퀴놀론 계열 항균제)은 진통제와 함께 복용하면 혈액 중의 약 성분의 농도가 높아져 위험하다.

위장약 + 항생물질 = ▲

위장약의 규산알루미늄 등의 성분이 항생물질(테트라사이클린 계열)의 체내흡수를 약화시키는 경우가 있다.

위장약 + 항부정맥제 = ✖

'가스터'의 주성분 H_2블록커는 항부정맥제에 함유되는 황산염 퀴니딘의 대사·배설을 늦춰 맥박이 느려지는 등의 부작용을 일으키는 경우도 있다.

설사약 + 위장약(제산제) = ▲

두 가지를 함께 먹으면 위장약(성분에 규산알루미늄에 함유된)이 설사약(로페라마이드 등)을 흡수해 설사약의 작용을 저하시킬 가능성이 있다. 두 약을 모두 먹어야 할 때는 시간 차를 두고 먹는 것이 좋다.

항우울제 + 기침약 = ✖

삼환계 항우울제에 함유된 염산 아미트리프틸린은 중추신경의 작용을 억제한다. 동일한 작용을 하는 기침약(코데인 등)을 함께 먹으면 위험하다.

당뇨병 치료약 +비염치료제 = ✖

인슐린과 비염치료제에 함유된 교감신경 자극 성분(염산페닐프로판올아민)은 서로 성질이 맞지 않다. 인슐린 주사를 맞아도 혈당이 내려가지 않는 경우도 있다.

꽃가루 알레르기 치료제 + 수면제 = ✖

재채기와 콧물을 억제하는 항히스타민제와 수면제를 함께 복용하면 효과가 상승하여 과도한 졸림, 현기증이 나타나는 경우도 있다.

금연보조제 +혈압강하제 = ✖

금연보조제에 함유되는 니코틴은 말초혈관을 수축시켜 혈압을 상승시킨다. 그로 인해 혈압강하제의 소비를 촉진시켜 약효를 떨어뜨리는 경우가 있다.

한약 + 항생물질 = ▲

한약은 주로 장에서 흡수된다. 항생물질은 장내 세균총을 손상시키기 때문에 함께 복용하는 것은 좋지 않다. 다만 함께 복용해서 한약의 효과가 약해졌다는 연구 데이터는 없다.

갈근탕 + 아스피린 = ✖

갈근탕에 함유되는 마황의 효능(몸을 따뜻하게 해 땀을 내는 효능)을 아스피린이 없애버릴 가능성이 있기 때문에 함께 복용하면 안 된다.

갈근탕 + 강심제(카테콜아민 계열) = ✖

갈근탕에 함유되는 에페드린의 작용을 카테콜아민 계열의 강심제가 증가시켜, 심장 두근거림, 맥박이 빨라짐, 고혈압 등의 부작용을 일으키는 경우가 있으므로 함께 복용하면 위험하다.

이케타니 토시로 『최신 약 상식 88』 참조

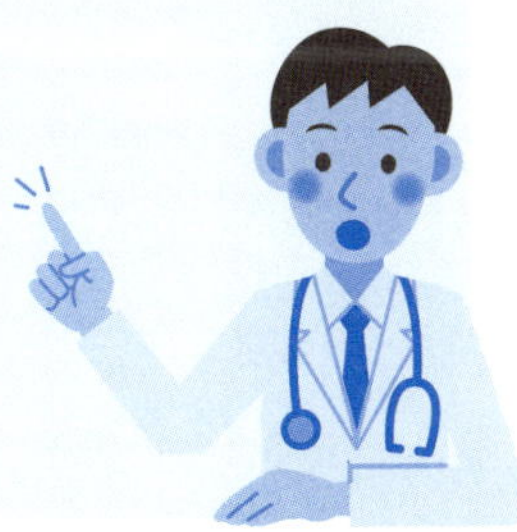

그렇지만 저는 약을 먹을 때의 궁합에 대해 그다지 신경 쓰지 않습니다(약사 분들께 혼날지도 모르지만). 동일한 성분의 약을 함께 복용하면 과다복용이 되는 것은 피할 수 없겠지만 평범하게 일상생활을 보내고 있는 건강한 사람이라면 궁합이 조금 나쁘다고 해서 크게 문제가 되지는 않는다고 생각하기 때문입니다.

저희 가족이 여러 가지 약을 먹을 때도 "복용하는 양만 잘 지키면 별로 신경 쓰지 않아도 된다"고 얘기하고 있습니다. 하지만 위와 간 기능이 약해져 있는 사람, 당뇨와 고혈압, 심장병 치료를 받고 있는 사람은 약 궁합에 주의해야 합니다.

가족이 후발 의약품을 권유받았다면

여기서 말하는 '후발 의약품'이란 특허가 만료된 '선발의약품(신약)'과 동일한 성분을 사용하여 다른 제약회사가 제조한 저가의(선발의약품의 50~60% 정도) 약을 말합니다. 그렇기 때문에 복제약품이라고 부르기도 하고, 의사가 처방전을 작성할 때 약의 상품명이 아닌 일반 명칭Generic Name을 기재하는 경우가 많아서 제네릭 의약품이라고도 칭하고 있습니다.

일본 후생노동성이 의료비 경감을 위해 후발 의약품이 보급되도록 2006년부터 처방전의 양식을 변경해 환자가 원할 경우 후발 의약품을 사용할 수 있도록 했습니다. 후생노동성은 약값이 싸지면 환자의 치료비 부담이 줄어들고, 국민의료비도 크게 경감될 것으로 판단하고 있는 것으로 보입니다.

일본 제네릭제약협회에 따르면 2015년 1분기(4월~6월*, 속보치**) 보급률이 수량 기준으로 54.4%로 전년도에 비해 큰 폭으로 늘어났다고 합니다.

그런데 많은 분들이 '3~4년 전에는 20%대였을 텐데……'라며 의아하게 생각하실 텐데, 실은 지표 계산에 숨겨진 변화가 있습니다.

기존에는 '모든 의료용 의약품의 수량' 대비 '후발 의약품의 사용비율'로 계산했는데(옛 지표), 2013년 4월부터 후생노동성의 지시로 새 지표를 사용하게 되었습니다. 이 새 지표는 '후발 의약품이 존재하는 선발 의약품과 후발 의약품의 합계수량' 대비 '후발 의약품의 사용비율'입니다.

즉, 새로운 지표에서는 분모를 선발 의약품과 후발 의약품의 합계로 해서 계산하기 때문에 당연히 후발 의약품의 사용비율이 증가하게 되었습니다.

하지만 의료 임상 현장에서는 후발 의약품에 의문을 가지는 의사도 많이 있습니다. 후발 의약품을 권장하는 후생노동성이 2015년 11월에 "병원에서 근무하는 의사 중 54.9%가 후발 의약품에 불신을 갖고 있다"고 발표했습니다.

---

* 일본은 예산, 학기 등이 4월부터 시작된다.

** 데이터의 측정, 수집이 끝난 후에 수정, 보정, 검증을 하지 않고 즉시 발표하는 수치. 그밖에 잠정치, 확정치 등이 있다.

약효는 정말 동일한가?

신약이 수천억 원 규모의 막대한 비용을 들여 오랜 시간에 걸쳐 개발되는 것에 비해, 후발 의약품 제조사는 개발비용을 부담하지 않습니다. 그렇다면 약값도 쌀 것이고, 환자도 국가도 비용을 줄일 수 있다는 것은 누구나 알 수 있습니다.

그러면 주성분이 동일하면 약효도 동일하다고 할 수 있을까요? 주성분은 같아도 제형(약을 용도에 맞게 적절한 형태로 만드는 것. 분말, 정제, 캡슐 등), 코팅, 내부구조 등이 다르기 때문에 체내에 흡수되는 속도가 변하거나, 유효성분이 쉽게 분해되기도 하는 것은 확실합니다.

즉, 선발 의약품의 약효를 후발 의약품이 그대로 갖고 있을 것이라 단정하기 어렵고, 실제로 환자들 중에는 "의사와 얘기해서 후발 의약품으로 바꾸었는데 혈압이 생각만큼 내려가지 않는다", "수면 유도제를 사용해도 잠이 잘 오지 않는다. 원래 먹던 약으로 다시 돌아가고 싶다"고 하는 경우도 있습니다.

또한 "후발 의약품은 임상실험과 독성검사를 하지 않았기에 안정성에 대해서도 문제가 있다"는 지적도 있습니다.

후생노동성과 후발 의약품 제조사, 그리고 후발 의약품의 보급을 꾀하는 단체 등의 홈페이지에는 "후발 의약품은 독성검사와 임상실험이 필수적으로 요구되는 것은 아니며, 후생노동성에서 안정성은 승인받았다. 필요한 실험을 하지 않는 것이 아니고 필요하지 않은 실험을 중복해서 실시하지 않는 것이다", "일본에 비해 후발 의약품의 사용이 압도적으로 많은 유럽이나 미국에서도 후발 의약품으로 인해 사고가 발생했다는 보고는 없다"는 내용의 문장이 게시되어 있습니다.

하지만 저도 여러 의사들과 마찬가지로 현재의 후발 의약품에 대해서는 부정적인 입장입니다. 저희 가족이 몸이 아프더라도 후발 의약품은 처방하지 않을 것이며, 가족이 다른 병원 등에서 후발 의약품을 권유받았을 경우 "약값이 조금 비싸더라도 선발 의약품을 먹는 게 좋다"고 조언할 것입니다.

이렇게 이야기하면 "쓸데없는 걱정을 하는 당신 같은 의사들이 후발 의약품의 보급을 방해하고 있다"고 비판받을 수도 있지만 그것은 본말전도입니다. 후발 의약품을 임상에서 사용할 때의 실제 효과, 예후, 과학적 근거에 의문이 남으니까 사용을 꺼리는 의사가 있는 것입니다.

그런데 〈마이아사 신문〉 2015년 5월 27일자에 따르면 후생노동성은 후발 의약품의 보급 목표를 "2017년 말까지 60%에서 2016년 말까지 60%로 앞당기고 2020년 말까지 80%로 높인다"고 발표했습니다. 이대로 보급이 진척되면 2020년의 의료비 경감 효과는 1조 3천억 엔이 될 전망입니다.

게다가 "후발 의약품의 사용비율이 높은 건강보험조합의 75세 이상의 고령자 의료제도에서 지원금 부담을 줄여주는 제도를 도입하겠다", "약사가 후발 의약품을 조제할 경우 진료보수Health care fee 가산을 좀 더 늘리겠다", "효능이 동일한 후발 의약품이 있을 경우 보험에서는 후발 의약품의 금액만큼만 지원하는 제도를 2018년까지 도입하겠다" 등의 제안이 검토되고 있다고 합니다.

후생노동성이 의료비 경감을 위해서 기를 쓰고 노력하고 있지만, 의료비를 줄이는 가장 좋은 방법은 환자가 생기지 않도록 하는 것입니다. 그리고 안타깝게도 병에 걸렸을 경우는 빨리 효과적으로 치료하는 것이 중요합니다. 이 과정에 후발 의약품이 얼마나 기여할 것인지는 의료관계자뿐만 아니라 모든 국민이 관심을 가지고 지켜봐야 할 것입니다.

가족이 한약을 먹고 있다면

독자 여러분은 한약이라고 하면 어떤 이미지를 갖고 계십니까? 많은 분들이 '몸에 좋고 부작용이 없다', '오랫동안 먹지 않으면 효과가 없다', '체질 개선에 효과적' 등으로 생각하고 계실 것입니다. 하지만 이런 이미지는 맞는 부분도 있고 틀린 부분도 있습니다.

한약은 양약처럼 증상을 완화하는 대증치료뿐만 아니라, 자연치유력을 높이고 건강이 유지되도록 하고 병에 걸리기 쉬운 체질이 개선되도록 작용합니다. 이 때문에 '한약은 즉시 효과를 보기는 어렵다'고 생각하는 경향이 있습니다. 하지만 급성질환의 경우 곧바로 효과가 나타나는 약도 있고, 만성질환의 경우 2주 정도 복용하면 효과가 나타나는 경우도 많이 있습니다.

그러나 한약은 몸에 좋고 부작용이 없다는 것은 올바르지 않습니다. 1996년 간염 치료에 사용하는 인터페론과 '소시호탕(재료는 시호柴胡, 반하半夏, 황금黃芩, 대조大棗, 인삼, 감초, 생강)'의 상호작용으로 인해 많은 환자들이 간질성 간염에 걸려 10명이 사망했습니다.

소시호탕은 간염에 효과적인 양약이 없었던 시절부터 간염 치료에 사용되어 왔습니다. 그리고 한방엑기스제(약을 달여 엑기스를 추출해 응축시킨 과립형 약이나 캡슐형 약)가 1970년대에 보험 약으로 인가받은 후 의료 현장에서 사용하는 횟수가 점점 늘어났고, 1992년에 '간염의 간기능장애에 효과가 있다'는 논문이 발표되어 전국에서 C형 간염 환자들의 치료에 일상적으로 사용되었습니다.

하지만 1980년대 이후 간염 이외에도 양약과 '소시호탕'을 함께 복용해서 부작용이 생기는 것이 아닌가 하고 지적되는 사례가 적지 않게 보고되었습니다.

소시호탕은 약 1,800년 전에 중국의 의학서 『상한론傷寒論』에 나오는 고전적인 처방입니다. 소시호탕의 효능을 현대의학 표현으로 얘기하면 면역력을 높이고, 오랫동안 앓고 있는 감기나 기침, 복부 불쾌감, 권태감 해소 등에 효과가 있다고 합니다. 이 때문에 복부에 이상이 느껴지고, 권태감이 강한 간염 치료에 사용되어 왔던 것입니다. 또한 인터페론도 간염 바이러스를 없애는 약입니다.

이 두 가지 약을 함께 복용하면 '알레르기 반응이 일어나 약물로 인한 간질성 간염에 걸리는 것이 아닐까'라는 견해도 있는데 소시호탕과 인터페론을 함께 복용하는 것으로 인한 작용기서作用機序, mechanism of drug action(약물이 생체에 작용하는 메커니즘)에 대해서 아직까지 확실한 것은 없습니다.

제가 아는 지인 중에 한약국을 개업한 한약사가 이런 비판의 말을 한 적이 있습니다. "한방에는 원래 간염이라는 병의 개념이 없고, 양약과 함께 복용하는 개념도 없다. 한방에서는 환자의 '증(證: 체질, 자각증상, 객관적으로 인정되는 타각증상, 진찰소견 등의 종합평가)'과 증상, 몸 상태를 관찰하여 여러 종류의 생약을 섞어서 처방한다. 즉, '양 조절'이 중요한데 의사는 생약의 효능을 잘 모른다. 그리고 환자의 증을 고려하지 않고 제약회사의 안내문을 참고해서 한약을 처방한다. 그러니까 부작용이 생기는 것이 당연하지 않나."

한방에서는 환자의 체력, 체질에 따라 실증實證(체력이 있는 사람), 허증虛證(체력이 없는 사람), 중간증中間證(실증과 허증의 중간 정도의 사람)으로 분류하고 같은 증상이라도 증별로 약을 다르게 사용하는데, 이 증이라는 것 자체가 생체의 변화에 따라 변해가기 때문에 상당히 복잡합니다.

따라서 환자가 서양의료와 한방치료를 받고 상태가 변하면 그 상황을 정확하게 파악한 다음에 좀 더 알맞은 생약을 처방해야 합니다. 그렇게 하지 않으면 환자가 사망하는 등의 심각한 부작용이 나타날 가능성이 있습니다.

이것이 한방이 수천 년에 걸쳐 수많은 사람들을 대상으로 한 장대한 '임상실험'의 결론이고, 한방이 '시간의 의학'이라고 불리는 이유입니다.

서양의학에 기반을 둔 의사가 한방을 자세히 연구하지 않고 한방제약회사에서 들은 그대로 안이하게 처방해서는 안 됩니다. 저는 임상의로서 한방을 치료수단의 하나로 생각하고 있지만 환자에게 처음부터 한방치료를 권한 적은 없습니다.

따라서 저희 가족이 한약을 먹고 있으면 "그 약은 왜 필요한가?" "부작용이나 양약과 함께 복용했을 때 어떤 영향이 있다고 생각하는가?" 등을 한의사에게 물어보도록 하고, 제가 납득할 수 있는 답변이 없을 경우에는 복용을 중단시키겠습니다.

도표 22 식물, 생약에서 추출된 양약

원료-생약	양약 성분명	약효
인도사목(印度蛇木)	레세르핀(reserpine)	혈압강하
마황(麻黃)	에페드린(ephedrine)	진통, 진핵
황련(黃連)	베르베린(berberine)	설사 멈춤, 정장(整腸)
감초	글리시리진(glycyrrhizin)	간 장애 개선, 기타
기나나무 (quinine tree, 幾那樹)	퀴닌(quinine)	말라리아 치료
숙근양귀비(宿根楊貴妃)	코데인(codeine)	진통, 진해
숙근양귀비(宿根楊貴妃)	모르핀(morphine)	진통, 마취
디기탈리스(Digitalis)	디기톡신(digitoxin)	강심작용
박하(薄荷)	멘톨(menthol)	청량제
맥각(麥角)	에르고타민(ergotamine)	편두통 치료
버드나무(柳)	아스피린(aspirin)	해열, 진통

※ 데이 무네테츠 『최신 한방실용전서』 참조

한약의 과학적 연구

이렇게 이야기하면 제가 한방에 대해 부정적으로 생각한다고 여기실 것 같은데 그렇지 않습니다. 오랜 역사를 가진 약이니까 효과는 있겠지만 근거가 부족하지 않나 하는 의문이 있을 뿐입니다. 그런 만큼 사용할 때는 신중하게 고려하고 있습니다.

그런데, '화학물질 덩어리'로 인식되고 있는 양약도 한방에서 사용하는 생약이나 식물들과 공통되는 원료는 많이 있습니다(도표 22).

예를 들어 '마황'은 중추 흥분작용, 교감신경 흥분작용, 진해작용, 발한작용이 있는 것으로 알려져 있는데, 마황이 본래 가지고 있는 진통, 진해 성분은 에페드린이라는 성분으로 양약에도 함유되어 있습니다. 또한 정장제, 설사약에 함유되어 있는 베르베린 성분은 '황백', '황련'이라는 생약에서 추출합니다.

현재 제약회사와 대학 약학과 등에서 생약의 약효, 조합에 의한 작용기서가 해명되기 시작했습니다. 지금까지 '중국 4,000년의 지혜'로 전해져 온 한약에 과학적 근거가 더해지면 앞으로의 의료에 커다란 공헌을 할 것으로 보입니다.

가족이 건강 관련 상품을 샀다면

일본 BS방송을 무심코 보다가 콜라겐, 히알루론산hyaluronic acid, 콘드로이틴chondroitin 등의 건강 관련 상품을 취급하는 통신판매가 많은 것을 보고 놀랐습니다. 그만큼 시청자들의 건강과 안티에이징에 대한 관심이 높다는 것을 알 수 있습니다.

하지만 방송 사회자의 말, 출연자의 말, 구입자 체험담 등을 곧이곧대로 받아들여서는 안 됩니다. 상품들 중에는 의사로서 의문이 생기는 것들도 많습니다.

저는 2013년 『아내의 화장품은 왜 효과가 없는가—세포 안티에이징과 재생의료』라는 책을 출간하고 '피부에 검버섯과 주름이 생기는 이유는 무엇인가', '여성들이 열심히 몰두하는 스킨케어는 효과가 있는가' 등의 주제에 대해 "피부 노화를 방지하는 방법은 보습과 자외선 차단만으로 충분하다"고 언급한 적이 있습니다.

여기서는 앞에서 이야기한 콜라겐, 히알루론산, 콘드로이틴 관련 상품의 모순, 건강보조식품의 효과 등에 대해 설명하도록 하겠습니다.

히알루론산을 발라도 콜라겐을 먹어도 피부가 좋아지지 않는다

'콜라겐이나 히알루론산이 함유된 크림을 계속 바르면 피부에 윤기가 생기고 매끈매끈해집니다', '콜라겐이 듬뿍 들어 있는 자라는 피부 노화방지에 효과가 있다고 합니다'.

이런 듣기 좋은 광고문구를 방송에서 자주 듣습니다. 게다가 '콜라겐을 작은 분자 크기로 만들어 피부 흡수율을 높이고 있다. 안티에이징 성분이 함유되어 있어 피부 세포가 활성화된다'고 설명하기도 합니다.

하지만 피부 전문가인 제가 볼 때는 넌센스입니다. 왜냐하면 피부 조직이 콜라겐을 직접 흡수하지는 않기 때문입니다. 콜라겐은 건강한 피부를 유지하기 위해 필수 불가결한 것이지만, 어디까지나 피부의 진피세포에서 만들어진 것이 피부 조직에서 기능을 발휘해 윤기와 탄력을 가지게 하는 것입니다. 그러므로 피부에 콜라겐을 발라도 전혀 의미가 없습니다.

게다가 인간에게는 면역 기능이 있기 때문에 콜라겐을 피부 속으로 침투시켰다고 가정해도 결국은 이물질로 인식되어 제거될 뿐만 아니라 진피세포 세포막에서도 거부되기 마련입니다.

마찬가지로 분자 크기로 작게 만들었기에 흡수가 잘 된다는 것도 미심쩍습니다. 콜라겐은 많은 아미노산이 결합한 비교적 커다란 물질입니다. 피부가 흡수할 수 있는 최대 크기를 골프 공 크기라고 가정하면 콜라겐은 도쿄돔 크기 정도 되는 셈입니다. 히알루론산은 콜라겐보다 훨씬 큰 물질이므로 피부에 직접 침투하는 것은 도저히 불가능합니다.

피부는 '가족이 다쳤다면'(1장)에서 설명한 것처럼 표피, 진피, 피하조직의 3개 층으로 구성되어 있는데 크림 같은 화장품을 발라도 침투할 수 있는 것은 표피까지입니다. 콜라겐이나 히알루론산은 진피까지 도달할 수 없다는 것을 기억해 두시기 바랍니다.

한편, 콜라겐을 먹어도 피부가 좋아진다고 볼 수는 없습니다. 왜냐하면 앞에서 얘기한 것처럼 콜라겐은 아미노산의 결합체이므로 소화 과정에서 영양분으로 분해됩니다. 분해된 영양분이 진피세포까지 도달하면 좋겠다는 마음은 이해되지만, 소화된 콜라겐은 더 이상 콜라겐이 아니고 분자 단계로 분해된 단순한 아미노산에 불과합니다.

콘드로이틴을 먹어도 관절통은 낫지 않는다

중장년이 되면 무릎이나 관절통으로 고생하는 사람이 늘어 콘드로이틴이 함유된 약, 건강보조식품 등을 찾는 사람이 많습니다.

콘드로이틴은 히알루론산 등과 함께 점액성 다당류(글리코사미노글리칸)로 분류됩니다. 이 성분은 세포 주위에 물(체액)을 비축하고, 세포에 영양을 운반하거나 필요없어진 노폐물을 처리하거나 합니다. 또한 무릎관절, 어깨관절 조직 등의 빈틈에도 존재하면서 물을 흡수한 스폰지처럼 쿠션 역할을 해 관절의 움직임을 부드럽게 해줍니다.

하지만 점액성 다당류는 20대 중반부터 감소하기 때문에 쿠션을 잃어버린 관절은 40~50대가 되면 사십견(오십견), 무릎통증 등으로 고생하게 됩니다.

그러면 '콘드로이틴을 섭취하면 관절통이 낫는다'는 건 사실일까요? 저로서는 도저히 이해할 수 없는 얘기입니다. 왜냐하면 먹기 전의 점액성 다당류는 분명 관절에 존재하는 점액성 다당류와 동일한 물질이겠지만 위에 들어가 소장을 통과할 즈음에는 수만분의 1로 완전히 산산조각이 나서 점액성 다당류의 '모습'을 완전히 잃어버립니다. 위와 장을 지나는 동안 점액성 다당류를 먹지 않을 때와 별반 차이가 없는 상태가 됩니다.

녹즙이 위험한 경우도 있다

얼마 전에 "윽! 맛없어"라는 TV광고로 일약 각광을 받은 녹즙. 지금은 대기업도 뛰어들어 시장 규모가 8,000억 원을 넘어섰다고 합니다.

건강해지고 싶은 마음이 강한 일본인의 소위 '국민영양 드링크'라고도 할 수 있겠습니다. 하지만 신장이나 갑상선에 이상이 있는 사람은 '건강을 위한 녹즙'이 증상을 악화시키는 경우도 있으므로 주의해야 합니다.

만성 신장염 등으로 신장 기능이 약해지면 칼륨 배출이 정체됩니다. 게다가 신장병 환자는 염분 섭취를 제한하기 때문에 애초부터 칼륨 과다 상태가 되기 쉬운데, 여기에 칼륨이 풍부하게 함유된 녹즙을 먹으면 혈중 칼륨수치가 급증해서 칼륨 중독 상태가 되는 경우도 있습니다. 탈수 증상과 마찬가지로 강한 권태감, 면역력 저하, 구토, 허리 통증 등이 발생하는 등 몸에 나쁜 영향을 주게 될 것은 불을 보듯 뻔합니다.

일본에서 신장병 잠재환자는 1,300만 명, 신부전으로 인공투석을 받아야 하는 사람은 약 30만 명 정도라고 합니다. 정기검진에서 단백뇨가 양성인 사람은 아무쪼록 녹즙을 조심하시기 바랍니다.

또한 갑상선에 이상이 있는 사람은 이소티오시아네이트isothiocyanate류가 다량 함유된 케일, 양배추로 만든 녹즙을 피해야 합니다. 이소티오시아네이트류는 원래 암세포 발생을 억제한다고 알려져 있는데, 갑상선 기능을 억제하고 부기를 악화시키는 경우도 있습니다.

울금도 위험하다

'숙취방지'를 위해 울금을 미리 먹고 나서 술 마시러 가는 주당이 많다고 합니다. 숙취는 간에서 알코올이 분해될 때 발생하는 아세트알데히드라는 독성물질이 원인인 것으로 알려져 있는데, '울금은 간 기능을 높여 알코올의 분해를 촉진시킨다'고 애주가들이 믿고 있는 듯합니다.

하지만 사람에게 울금이 효과가 있는지는 아직 증명되지 않았습니다. 또한 설령 울금이 간 기능을 높인다고 해도 장기간 복용하지 않으면 효과를 얻을 수 없습니다. 만약 술 마시기 전에 울금을 먹는 것만으로도 '효과가 있다'고 느끼는 사람은 '플라시보 효과'(가짜 약을 투여해도 진짜 약으로 생각해 증상이 개선되는 것)일 가능성이 있습니다.

그보다는 이미 가벼운 간 장애가 있는 사람이 울금을 먹으면 자기면역성 간염이 발생하는 경우가 있다고 합니다. 일본 후생노동성에 따르면 약물성 간 장애의 원인 중 25%는 건강식품과 민간약 때문이라고 하며, 울금은 그중에서도 '중요한 원인'으로 알려져 있습니다.

그러면 울금의 어떤 성분이 간에 피해를 주는 것일까요. 가을 울금에 함유되어 있는 커큐민Curcumim이 바로 그 성분이 아닐까 지적되고 있지만 아직 연구로 밝혀지지 않았습니다.

술을 자주 마시는 사람의 간 기능은 이미 약해져 있으니 울금에 의지해 과음하는 일은 없기를 바랍니다.

속눈썹이 자라는 처방약이 있다

이 약을 안티에이징 상품에 포함시켜도 좋을지 모르겠지만, 속눈썹에 바르기만 하면 속눈썹이 자라나 아이라인이 뚜렷하게 진해진다는 약이 있습니다. 게다가 나이가 많을수록 효과가 확실해진다고 하는, 여성들에게 꿈 같은 약을 알고 계십니까.

그것은 '속눈썹 감모증減毛症'의 치료약으로 2008년에 FDA(미국식품의약국) 승인을 받은 '라티쎄Latisse'입니다. 이 약은 안압 강하를 목적으로 개발된 녹내장 치료제인 '루미간Lumigan'과 완전히 동일한 성분으로, 녹내장 치료를 위해 루미간을 눈에 넣은 사람들의 속눈썹이 자라나는 것을 보고 속눈썹 감모증 치료제로 제품화되었습니다.

속눈썹을 자라게 해준다고 하는 약은 라티쎄 말고도 있기는 하지만 의사의 처방전이 필요한 것은 라티쎄뿐입니다. 다시 말해 유일한 의약품이라는 것입니다. 다만 일본에서는 미승인 상태*이므로 미용

* 한국에서는 2009년 승인되어 의사 처방전이 있으면 구입할 수 있다. 다만 2014년 미국 법원에서 특허무효 판결이 내려졌다.

외과에서 자비로 구입하거나 인터넷에서 개인적으로 구입해야 하므로 비용은 꽤 들어갑니다.

라티쎄의 임상실험 데이터에 따르면 속눈썹에 매일 밤 1방울 바르기만 했는데도 피실험자의 78%가 눈썹이 길어지고 두꺼워지는 변화가 나타났다고 합니다. 추가로 연령별로는 45세 미만에서 64%, 45~65세 미만에서 83%, 65세 이상에서 91%가 효과를 보였다고 하니, 그야말로 '안티에이징 약'입니다. 또한 서양인뿐 아니라 아시아인 여성들도 사용 16주째에 72%가 효과를 보였다고 합니다.

한편으로는 의약품인 만큼 부작용이 걱정됩니다. 동일한 임상 데이터에서 4%의 사람들에게 눈이 붉어지거나 가려움이 생기는 등 부작용이 확인되었다고 합니다.

지금까지 안티에이징 상품을 중심으로 효과 등을 설명했는데 콜라겐과 콘드로이틴 등은 효과가 거의 없다는 것을 독자 여러분도 이해하셨을 것으로 생각됩니다.

그러면 만약 저희 가족이 이런 상품을 먹거나 사용하고 있다면 어떻게 할까요. 건강한 상태라면 딱히 건강에 해를 끼치지는 않을 테니 못 본 척할 수밖에 없겠습니다.

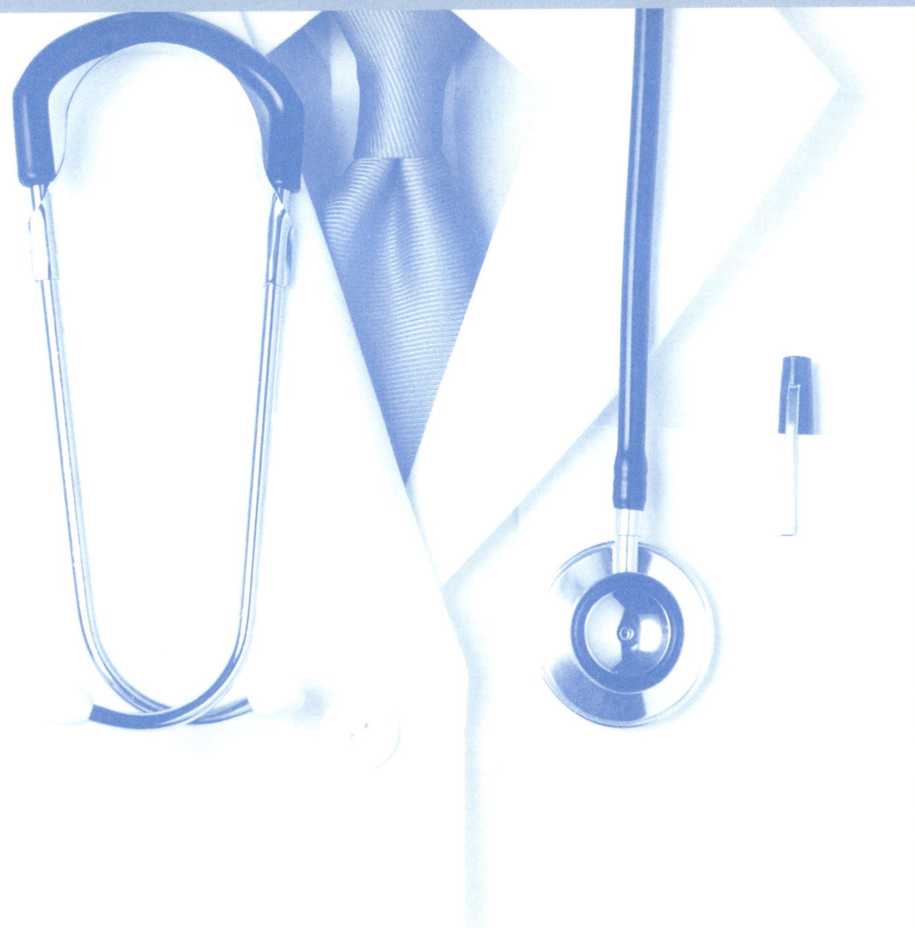

제 7 장

건강검진·병원

가족이 건강검진을 받게 되었다면

건강검진 결과를 슬쩍 보고 "휴~" 하고 한숨을 쉬는 사람. "이번에도 전부 A등급*"이라며 한시름 놓는 사람. 건강검진이 끝나면 어디서든 볼 수 있는 광경입니다. 그만큼 일본인에게 건강검진은 일반적이고, 검사 결과에 일희일비하는 사람이 많다는 얘기입니다.

현재 일본에서 일반적으로 실시되는 주요 건강검진은 직장인을 대상으로 하는 '기업 건강검진'과 정부에서 주민들을 대상으로 하는 '지역 건강검진'이 있습니다. 기업 건강검진을 실시하는 기업의 숫자와 검진을 받는 사원의 숫자는 모두 80%를 넘긴 것에 비해 지역 건강검진은 각 지역별로 차이가 있기는 하지만 2011년 기준으로 평균 47.5%입니다.

* 일본의 건강진단 판정은 검진을 진행하는 곳에 따라 A~H, A~D 등으로 구분되며 A는 정상, 이상 없음을 나타낸다.

일본 후생노동성에 따르면 건강검진에서 이상이 발견될 확률(유소견율)은 기업 건강검진이 49.9%(2007년, 검진 인원 약 1,280만 명)로 절반인 50.1%의 사람이 '건강'하다고 진단받은 것에 비해, 지역 건강검진에서는 유소견율이 88.4%(2006년, 검진 인원 약 1,306만 명)로 '이상 없음'으로 진단받은 사람이 겨우 11.6%라고 합니다.

그러면 어째서 두 가지 건강검진의 유소견율에 이렇게 커다란 차이가 생기는 것일까요? 그 이유에는 기업 건강검진의 경우 기업이 건강검진 결과를 노동기준감독서에 보고해야 하는 의무가 있다는 배경이 있습니다. 유소견율이 높으면 '사원 건강관리에 문제가 있다'고 간주하는 경우가 있고, 사원도 동료나 상사에게 '저 사람은 건강하지 않아'라고 낙인찍히고 싶지 않아서 문진에서 적극적으로 몸 상태를 얘기하지 않는 사람이 많습니다.

이 때문에 혈액검사나 영상진단 등에서 명확한 소견이 확인되지 않으면 '이상 없음'으로 진단되는 경우가 많습니다. 핵심을 짚어보면 기업도 사원도 건강검진에서 이상을 발견하는 것보다는 '이상 없음'이라는 '보증서'를 얻고 싶어서 건강검진을 받고 있으므로 당연한 결과입니다.

이에 반해 지역 건강검진은 40대 이상의 자영업자나 주부, 또는 정년퇴직 후의 고령자가 검진 대상자입니다. 그리고 '어딘가 좋지 않아서 건강검진을 받는다'는 사람이 대부분입니다. 이것이 정부가 전 지역주민에게 건강검진을 받도록 권장해도 검진율이 50%에도 미치지 못하는 이유의 하나이며, 20대~60세를 대상으로 하는 기업 건강검진에 비해 유소견율이 높은 이유이기도 합니다.

따라서 기업 건강검진에서 '전부 A'로 진단받은 사람이 건강한지에 대해서 말하자면, 꼭 그렇다고 할 수는 없습니다.

예를 들어 일반적인 건강검진의 폐 검사에서 이상이 없다고 판정받는 흡연자를 대상으로 전미 유대인 의료연구센터가 실시한 조사(매일 20개비 이상, 10년 이상 흡연을 해온 45~80세의 8,872명을 대상)에서 절반 이상의 사람에게서 만성폐쇄성 폐질환COPD, Chronic Obstructive Pulmonary Disease이나 초기 폐암이 확인되었다고 합니다.

반대로 건강검진에서 이상이 있다고 진단받았다고 해서 당황할 필요는 없습니다. 인간은 나이가 들어가면서 노화 현상이 나타나는 것은 당연하므로 40~50대 정도가 되면 검사 항목 중 정상수치에서 벗어나는 것이 생기기 마련입니다.

또한 최근에 콜레스테롤 기준치가 수정되면서 각 미디어들이 시끄러웠던 것처럼 각 검사 항목들의 기준치도 절대적인 것은 아닙니다. 이전의 검사에서 '이상 없음'으로 판정받았던 검사 항목이 기준치의 변경으로 인해 이번에는 '이상 있음'으로 바뀌는 경우도 있습니다.

수치 해석이 바뀌었다고 해서 그 사람의 본질적인 건강이 바뀌지 않는 것은 당연합니다. 따라서 '재검사 필요', '건강지도 필요'로 판정받았다고 해서 반드시 심각한 병에 걸린 것은 아니므로 현 시점에서 자신의 건강 상태를 나타내는 하나의 자료 정도로 알고 있으면 됩니다. 그리고 걱정되는 데이터가 있으면 가능한 빨리 검사나 치료를 받으면 됩니다.

저희 회사에서도 사원들에게 매년 건강검진을 받도록 하고 있습니다. 사원들은 20~30대의 젊은 세대가 많아서 그다지 문제가 될 만한 사례는 없지만, 가끔 나쁜 데이터가 나와서 저에게 울며 매달리는 사원도 있습니다. 그럴 때는 "데이터에 일희일비해 봐야 의미가 없다. 나쁜 데이터가 있으면 원인을 찾아서 고치면 된다"고 이야기합니다.

의미가 없는 검사도 있다

여러분도 '건강검진 검사 항목은 왜 이렇게 많은 거지?'라고 의문을 가진 적이 있을 것입니다. 비용 문제로 기업 건강검진과 지역 건강검진에서 검사 항목의 차이가 어느 정도 있기는 하지만, 일본에서는 신체 측정, 생화학검사(혈액), 소변검사, 영상검사 등 24가지 검사가 대표적인 검사로 알려져 있습니다.

하지만 일본 후생노동성('최신의 과학적 지각에 기초한 보험사업에 관한 조사연구'반)은 2005년 건강검진에서 실시하고 있는 조사 중에서 과학적으로 명확히 유효하다고 밝혀진 것은 6개 항목뿐이라고 공표했습니다.

도표 23 후생노동성이 유효성에 의문을 가지는 검사

검사 종류	후생노동성의 견해
일반적인 문진	명확한 증거가 없다.
시력 검사	추천할 만한 증거가 없다.
청력 검사	추천할 만한 증거가 없다.
신체 측정	명확한 증거가 없다.
청진	명확한 증거가 없다.
복부 진찰	거의 증거가 없다.
심전도 검사	허혈성 심장질환의 발견에는 의미가 없다.
흉부X선 검사	폐암 발견에 유효하다는 증거가 없다.
콜레스테롤 검사	콜레스테롤 저하에는 도움이 되지만 심근경색에 유효하다는 증거는 없다.
간 기능 검사(AST, ALT, γ-GTP)	실시를 재검토해야 한다.
소변 검사	당뇨병 발견에는 적절하지 않다. 심부전 등을 예방하는 증거도 없다.
혈구수 등	유효성을 시사하는 충분한 증거가 없다.
C형 간염 검사	판정 보류
B형 간염 검사	판정 보류

구체적으로는 '혈압 측정', '음주와 흡연에 관한 문진'은 효과를 나타내는 충분한 증거가 있다고 합니다. '신장·체중 측정'은 체중 감량을 위한 지도를 하는 경우 효과가 있고, '당뇨병의 당부하 검사糖負荷檢査, glucose tolerance test', '우울증을 검사하는 문진'은 검진 후의 지도와 치료 체제정비가 제대로 이루어질 경우 효과가 있다고 합니다. 이 외의 14개 항목의 검사(도표 23)는 '추천할 만한 근거가 없다',

도표 24 건강검진의 주요 검사 항목

아스파라긴산 아미노트란스페라제(AST, GOT) **기준치: 30 IU/L 이하**

간을 중심으로 심장, 근육 내에 존재하는 효소. 수치가 높은 경우 간염이, 가슴 통증이 심할 경우 심근경색 등이 의심된다. 심한 운동으로 근육에 염증이 발생해 검사수치가 올라가는 경우도 있다.

알라닌 아미노트란스페라제(ALT, GPT) **기준치: 30 IU/L 이하**

간세포에 많이 함유되어 있는 효소. 간세포가 어떤 이유로 파괴되면 혈액 중에 유출된다. 수치가 높을수록 간염 등으로 인해 많은 간세포가 파괴되어 있는 것이다. AST에 비해 운동의 영향이 크지 않다.

감마글루타밀 트란스펩티다제(γ-GTP) **기준치: 50 IU/L 이하**

간에 다수 존재하는 담도계(膽道計) 효소. 알코올에 민감하게 반응하는 성질을 갖고 있기 때문에 알코올성 간 장애 검사에는 필수적인 검사. 음주 습관이 있는 사람의 약 50%, 알코올성 간 장애가 있는 사람은 거의 100% 이 수치가 상승한다.

HDL(HDL-C) **기준치: 40~119mg/dl**

HDL(고밀도지단백질, high density lipoprotein)에 함유되는 콜레스테롤로 '좋은 콜레스테롤'이라고도 불리고 있다. 운동부족, 과식, 비만으로 수치가 내려가고, 여성호르몬이나 알코올 섭취로 수치가 올라간다. 수치가 낮은 경우 지질이상증, 동맥경화 등이 의심된다.

LDL(LDL-C) **기준치: 60~119mg/dl**

LDL(저밀도지단백질, low density lipoprotein)에 함유되는 콜레스테롤로 '나쁜 콜레스테롤'이라고도 불리고 있다. 수치가 낮을 때는 간경변이나 갑상선기능항진증 등이, 높을 때는 지질이상증이나 동맥경화 등이 의심된다.

중성지방(TG) **기준치: 30~149mg/dl**

수치가 150mg/dl을 초과할 경우 지질이상증으로 진단된다. 심근경색, 뇌경색 등의 원인이 되는 동맥경화를 일으킨다. 대사증후군(Metabolic syndrome) 진단 기준의 하나.

혈당치 **기준치: 99mg/dl 이하**

당뇨병의 중요한 판단 기준의 하나. 혈당치는 식후에 높아지기 때문에 일반적으로 아침에 일어나서 아무것도 먹지 않은 상태에서 채혈하여 조사한다. 이른 아침 공복 검사에서 110mg/dl 이상은 주의가 필요함.

요산치(UA) **기준치: 2.1~7.0mg/dl**

요산이란 '푸린체(purine bodies)'가 분해, 대사되어 생겨나는 노폐물. 통풍의 원인이 된다. 수치가 7.0mg/dl을 넘으면 고요산혈증(高尿酸血症)으로 진단한다. 요산은 결정화(통풍 발작이나 요로결석)되기 쉽다.

백혈구 수(WBC) **기준치: 3,200~8,500/μl**

세균 등의 이물질이 체내에 들어오면 스스로 이물질을 공격하여 신체를 보호하는 면역세포. 세균감염증 등의 병에 걸렸을 때 혈액 중의 백혈구 수치가 증가한다. 반대로 바이러스 감염 초기나 골수의 조혈 기능이 저하되었을 때는 감소한다.

헤마토크리트 수치(Ht) **기준치: 남성은 38.5~48.9% 여성은 35.5~43.9%**

'헤모글로빈 농도', '적혈구 수'와 함께 빈혈을 조사하기 위해 필요한 검사. 헤마토그리트 수치란 일정량의 혈액에 함유되어 있는 적혈구의 비율. 수치가 낮으면 혈액이 연하다는 것을 의미하고 빈혈이 의심된다. 반대로 수치가 높으면 다혈증이나 탈수 등이 의심된다.

※ 기준치는 일본 휴먼도크학회의 기준치를 사용
이케타니 토시로 『최신 의학 상식 99』 참조

'질병 예방과 악화 방지에 효과가 있다는 증거가 없다'고 합니다.

저도 흉부X선 검사는 의미가 없다고 생각합니다. 왜냐하면 검사로 이상이 발견되는 일이 극히 드물고, 설령 폐암이 발견되었다고 해도 이미 상당히 진행된 단계일 것이기 때문입니다. 즉, 폐암을 발견하기 위한 흉부X선 검사는 전혀 의미가 없습니다.

혈액 검사의 유효성

더불어 혈액검사에 대해서 후생노동성의 보고서에는 이렇게 기재되어 있습니다.

"AST, ALT, γ-GTP의 수치를 조사하는 간 기능 검사(도표 24 참조)에서 발견해야 하는 주요한 병의 하나는 지방간인데, 대부분은 방치해도 큰 문제는 되지 않는다. 그 외에 발견해야 하는 것이 알코올성 간질환과 바이러스성 간염인데 모두 발견하지 못하고 지나치는 경우가 많다. 검사를 하려면 음주량에 대한 문진이나 직접 바이러스 검사를 하는 것이 훨씬 효과적이기 때문에 실시를 재검토할 필요가 있다."

혈액검사의 불일치에 대해서는 임상에서도 자주 경험합니다. 예를 들어 검사에서는 AST, ALT도 정상으로 나오는데 지방간이나 만성간염이 발생하는 사례도 드물지 않습니다.

AST는 간, 심근, 골격근에 나타나며 ALT는 주로 간에서 나타나는데, 둘 다 정상 수치라도 두 가지가 나타내는 간의 정보가 다르기 때문에 AST와 ALT 수치를 서로 비교해서 특히 'ALT 수치가 AST 수치보다 높은 경우 간에 뭔가 이상이 생겼다'고 의사는 생각합니다.

따라서 건강검진 혈액검사에 이상이 없다고 해도 '건강하다'고 단언할 수는 없습니다.

대사증후군 검진의 유효성

2008년 아주 요란하게 등장했던 '특정검진(이른바 대사증후군 검진)'도 복부둘레와 생활습관병의 관련성은 낮다는 조사 결과(2009년 후생노동성)가 나왔습니다.

조사의 결론을 보면 "BMI 표준치(2장 '가족이 비만이라면' 참조, 18.5~25 미만)를 목표로 체중을 줄인다고 해도 금주, 금연을 하지 않으면 생존율은 변화가 없다"였습니다. 너무나 당연한 것처럼 들리지만, 후생노동성이 직접 도입한 대사증후군 검진을 다음 해에 부정해 버리는 이런 결과에 일반 국민은 당혹스러운 데다가 '귀신에 홀렸다'고 생각한 사람들도 많았을 것입니다.

어쨌거나 후생노동성이 16가지 항목의 검사에 대해 과학적 근거가 없다고 공표한 이후로 10년이 지난 지금도 일반검진에서는 흉부 X선, 심전도, 간 기능 검사 등이 계속 실시되고 있고, 대사증후군 검진도 마찬가지입니다.

이렇게 된 배경에는 어디까지나 개인적인 견해이지만, 아무리 후생노동성이 앞장서서 이끌어가려고 해도 의료현장이나 의료업계가 움직이려 하지 않기 때문이 아닐까 생각됩니다. 후생노동성은 검사 항목을 줄여서 의료비를 줄이고 싶어하지만 검사 항목을 줄이면 의료현장이나 의료업계의 수입이 줄어드는 구도가 되기 때문에 후생노동성의 의도가 좀처럼 진척되지 않는 것도 이해가 갑니다.

하지만 과학적 유효성이 없는 검사를 받고 그 검사 결과에 우왕

좌왕 휘둘려야 하는 국민의 입장에서는 더 이상 참기 어려운 일입니다. 역시나 검사 항목을 좀 더 정밀하게 조사해서 정말 필요한 검사로 구성한 건강검진을 새롭게 도입해야 합니다.

위 조영검사 vs 위 내시경검사

'의료보험에서 지원되는 위암 검사에서는 내시경검사를 권장하지 않는다'고 했던 후생노동성의 입장이 2016년부터 '내시경검사도 추천한다'로 바뀌었습니다. 즉, 일반적인 건강검진에서도 기존의 바륨(조영제)을 사용한 위 조영검사나 위 내시경검사를 선택할 수 있게 된 것입니다.

위암 검진에 관여하고 있는 의사로서는 '이제 와서 새삼스럽게'라고 생각하기 마련이고 저도 같은 생각입니다.

왜냐하면 위암이 발견될 확률은 위 내시경검사가 위 조영검사보다 3배나 높고(니이가타시의 데이터), 사망률은 30% 낮다(돗토리현의 데이터)는 조사 결과가 있음에도 불구하고, 후생노동성은 '내시경검사를 받든 받지 않든 위암으로 사망하는 사람의 숫자에는 차이가 없다', '내시경으로 위암을 발견해도 평균수명에는 영향이 없다'며 위 내시경 검사에 보험금을 지급하는 것을 주저해 왔기 때문입니다.

국민 의료비의 경감을 목표로 해왔던 후생노동성의 입장에서는 '위 조영검사는 의사의 지도하에 방사선 촬영기사가 직접 할 수 있지만, 내시경검사는 의사가 직접 해야 한다', 그리고 '간호사 등의 인건비도 들어가기 때문에 곤란하다'는 것이 본심일 것입니다. 하지만 국민의 건강과 생명을 지킨다고 하는 관점에서 보면 위 내시경 검사를 권장하는 것이 당연합니다.

그러면 위 조영검사와 위 내시경검사 중에서 어느 것을 선택할 것인가.

저는 휴먼도크에서 망설이지 않고 내시경검사를 선택했고, 가족이나 사원들에게도 내시경검사를 권장하고 있습니다. 그런데 '내시경을 삽입할 때 고통스럽다'는 이유로 조영검사를 선택하는 사람도 있습니다. 그것도 충분히 이해는 가지만, 지금은 코를 통해서 얇은 내시경을 삽입하는 경비내시경을 채택하고 있는 병원도 많아졌기 때문에 가능하면 위 내시경을 선택하는 것이 좋습니다.

한편 조영검사를 받는 사원으로부터 "X선으로 인한 의료피폭은 괜찮습니까"라는 질문을 자주 받곤 합니다.

일본 방사선의학종합연구소에 따르면 일본인이 음식이나 지면으로부터 받고 있는 자연방사선의 양은 연간 2.1mSv인 것에 비해 X선검사는 3mSv라고 합니다. X선검사의 수치가 높은 것처럼 보이지만 브라질의 고지대에 사는 사람들은 연간 약 10mSv의 자연방사선에 노출되어 있음에도 불구하고 암 발생률이 높다는 과학적 자료는 없습니다.

따라서 1년에 한 번의 건강검진에서 X선 검사를 받는 정도라면

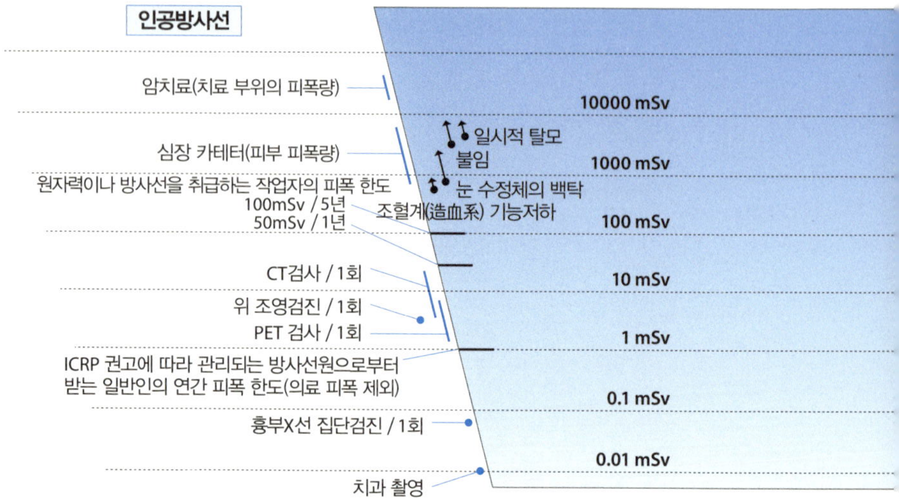

도표 25 주변의 방사선 피폭

방사선의학종합연구소 '방사선피폭의 도표' 참조

전혀 걱정할 필요가 없습니다(도표 25).

건강검진 전날에 회식이 있다면

'내일 건강검진인데 저녁에 거래처 접대가 있으니 어떡해야 하나?'

이런 경험을 한 적 없으신가요? 분명 건강검진 전날 밤이나 당일 아침에 음식물을 섭취하면 여러 가지 문제가 발생합니다(도표 26). 그렇기 때문에 전날 밤 9시 이후는 금식하도록 되어 있습니다.

특히 지시를 지키지 않고 음식물을 섭취하면 위에 음식물이 남아 있는 경우가 많아서 위 조영검사도 위 내시경검사도 제대로 할 수

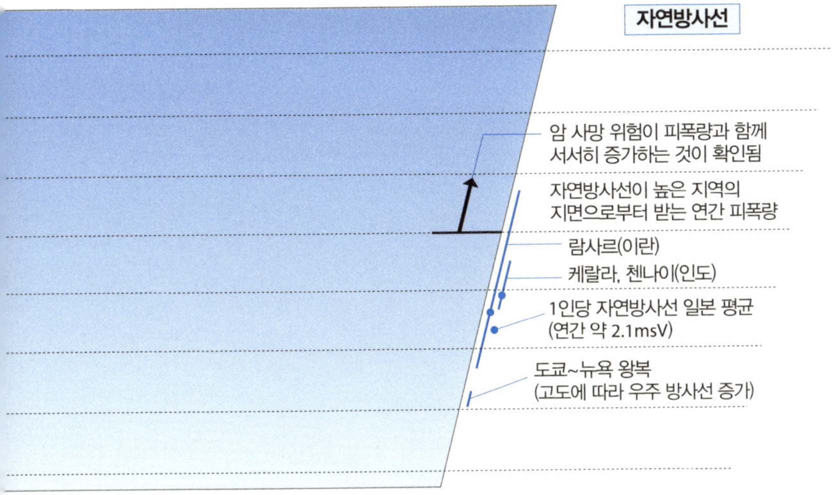

가 없습니다. 그런 경우 "○○님, 금식하지 않고 뭔가 드셨네요"라는 말을 듣고 바로 검사를 종료하게 됩니다. 따라서 건강검진 전에는 반드시 금식하는 것이 중요합니다.

그러면 서두에서 말한 것처럼 접대가 있는 경우는 어떻게 하면 좋을까요. 다른 동료 직원에게 부탁할 수 있으면 가장 좋겠지만 그래서는 접대가 되지 않을 것이고, 건강검진을 취소할 시간도 없는 경우는 오후 9시까지 음식을 가볍게 먹고 그 이후는 평소처럼 술을 마셔도 괜찮다고 생각합니다.

물론 아침까지 계속 마시는 것은 문제가 되겠지만 검사 시작 때까지 알코올이 체내에서 빠져나간다면 별 문제 없습니다.

도표 26　건강검진 받을 때 주의할 점

아침을 먹고 검사를 받으면……

이렇게 된다 ▶ 아침식사에 함유된 중성지방이나 당분이 빠르게 흡수되어 혈중 중성지방과 혈당치가 상승해 검사 수치가 높아진다.

수분을 섭취하지 않고 소변검사를 받으면……

이렇게 된다 ▶ 시각적으로는 소변의 색이 짙어진다. 수치는 소변 중의 수분, 염분(나트륨), 요소 등 수분 이외 물질의 비율을 산출한 요비중이 높아진다.

주사 맞기 전에 물을 마시지 않으면……

이렇게 된다 ▶ 탈수로 인해 혈관이 수축되면서 혈관을 찾기 어려워 주사 바늘을 찌르기가 어렵게 된다.

전날에 술을 마시고 검사를 받으면……

이렇게 된다 ▶ 알코올에 민감하게 반응하기 쉬운 AST, ALT, γ-GTP, 요산수치, 중성지방, 혈당치 등이 상승. 알코올의 말초혈관 확장작용이나 이뇨작용으로 인해 혈압이 낮아진다. 혈압이 낮아지는 것과 알코올의 직접 작용으로 인해 심박수가 크게 증가한다.

1주일간 금주하고 나서 검사를 받으면……

이렇게 된다 ▶ AST, ALT, γ-GTP, 요산수치, 중성지방, 혈당치가 금주로 인해 낮아진다. 알코올에 민감하게 반응하는 γ-GTP는 약 2주간 금주로 절반 정도가 된다. 다만 알코올성 간염이나 지방간인 경우는 정상수치가 되기까지 2~3개월 금주가 필요하다.

완전히 금식하지 않고 검사를 받으면……

이렇게 된다 ▶ 요산수치가 증가. 탈수로 인해 헤마토크리트(hematocrit, 赤血球容積) 수치가 상승, 혈압은 내려가고, 심박수는 증가하는 경향을 보인다. 요비중은 높아진다.

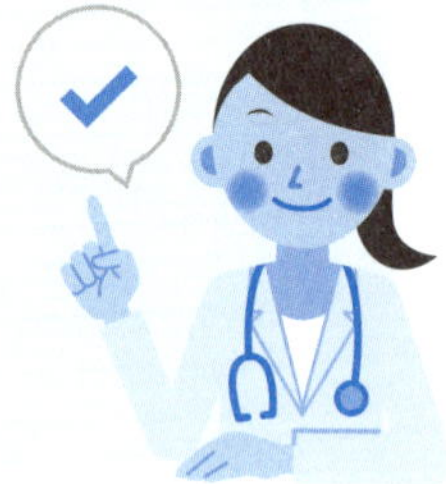

전날의 운동으로 근육통이 있을 때 검사를 받으면……

이렇게 된다 ▶ 근육에 염증이 있으면 민감하게 반응하는 AST, 요산수치가 상승한다.

격렬한 운동 직후에 검사를 받으면……

이렇게 된다 ▶ AST, 요산수치, 혈당치 등이 상승. 또한 땀을 많이 흘린 경우는 탈수 상태가 되어 헤마토크리트 수치가 상승하고 요비중이 높아진다. 혈압은 상승(탈수와 혈관 확장이 일어나면 내려간다), 심박수도 증가한다.

건강검진 중에 긴장하면……

이렇게 된다 ▶ 혈압이 상승해 심박수가 증가한다. 심전도는 '빈맥'으로 나타나 이상이 있다고 판정 받는 경우도 있다. 기능적으로는(병적이 아닌) 심잡음이 증가하는 경우도 있다.

"건강검진 전에 술 마셔도 됩니까"라고 물어본다면 의사로서는 당연히 "안 됩니다"라고 대답할 것입니다. 하지만 솔직히 말해서 '적당한 술은 별 영향이 없다'고 할 수 있습니다.

하지만 고형 음식물을 먹는 것은 반드시 오후 9시까지만 하십시오. 만일 가능하다면 오후 7시 이후는 고형 음식물을 먹지 않는 것이 좋다고 생각합니다.

이렇게 이야기하면 독자 여러분은 저를 말도 안 되는 의사라고 생각하실지도 모릅니다. 하지만 저는 건강검진 전날에도 평소처럼 술을 마시고 있고, 같이 검사받으러 가는 사원이 맥주를 마시고 있어도 아무 말도 하지 않습니다.

중요한 핵심은 음식물과 알코올을 체내에 남기지 않는 것입니다.

가족이 종합검진을 받게 되었다면

비교적 짧게 끝나는 건강검진과 달리 며칠 병원에서 머물면서 진단하는 것을 종합검진이라고 하는데, 이것을 '휴먼도크[*]'라고도 부릅니다. '휴먼도크에서 이상 없음'으로 진단받았는데도 불구하고 머지않아 암이 발견되었다는 얘기를 들은 적이 있습니다. 환자가 "휴먼도크라더니 어떻게 된 거냐"고 한탄하는 기분도 이해가 가고 참으로 딱한 일입니다.

하지만 휴먼도크에서 이런 일은 흔히 있을 수 있습니다. 왜냐하면 급속히 진화하는 X선검사(CT, 나선형CT), MRI, 초음파검사 등의 해석능력(영상을 읽고 해석하는 능력)은 의사에 따라 차이가 있습

* 일본에서부터 시작된 것으로 일본에서는 '인간도크'라고 부른다. 선박들이 장거리 운항을 앞두고 조선소에 돌아와 구석구석 점검을 받고 운항 사고를 예방하듯이 사람도 장거리 인생 여정에서 정기적으로 건강을 점검해 봐야 한다는 의미에서 하는 말이다.

니다. "경험이 부족한 의사가 담당하면 굉장히 많은 영상에서 정보를 제대로 읽어내지 못할 것이다"라고 지적하는 의사도 있습니다.

따라서 휴먼도크를 받을 생각이라면 일본 휴먼도크학회 등에서 정한 '휴먼도크 시설기능 평가제도' 등을 참고해서 검진시설을 선택할 것을 추천합니다.

또한 급속히 진행되는 췌장암이나 담관암을 조기에 발견하기 위해서는 막연히 휴먼도크를 받는 것은 의미가 없습니다. '췌장암과 담관암의 가족력이 있다'고 의사에게 명확하게 알리고 그에 해당하는 검사 옵션을 선택하는 것이 중요합니다.

예를 들어 PETPositron Emission Tomography, 양전자방출 단층촬영술 검사를 선택할 수 있습니다. 이 검사는 '암세포가 증식하기 위해서는 다량의 에너지(포도당)를 필요로 한다'는 특성을 이용하고 있습니다. 구체적으로는 포도당과 비슷한 당에 방사성물질을 결합시킨 검사 약을 주사하고 검사 약이 방출하는 방사선을 특수한 카메라를 사용하여 외부에서 검출하고 영상으로 표시합니다. 검사 대상이 되는 부위에서 검사 약이 어떻게 변하는지에 따라 암의 유무를 판별합니다.

이 검사와 MRI, CT를 함께 사용하면 발견이 어려운 초기 폐암, 췌장암을 발견할 확률이 높아지고 검사받는 사람도 고통이 없습니다.

이처럼 휴먼도크는 가족력을 고려해서 검사 메뉴를 설정하는 것이 가장 좋습니다. 하지만 많은 사람들이 병원이 추천하는 코스를 그냥 그대로 받으면서 '어딘가 안 좋은 곳이 있으면 발견해 주겠지' 하는 막연한 생각을 갖고 있는 것이 아닐까 생각합니다. 이래서는 돈만 들이고 얻는 것은 별로 없을 것입니다.

현재 많은 일본 기업들이 사원들의 휴먼도크를 지원하고 있습니다. 이 때문에 막연한 생각으로 안이하게 검사를 받는 사원도 많을 텐데 모처럼의 기회니까 목적을 갖고 검사를 받아야 합니다. 만약 선택한 검사 옵션이 자비로 부담해야 하는 경우라도 담당 의사나 회사와 상담해서 검사 메뉴를 잘 짜보는 것이 좋습니다.

의료 엔터테인먼트

휴먼도크는 보통 1박 2일, 때로는 당일에 끝나기도 합니다. 그런데 최근에는 2박 3일도 있고, 그중에는 5박 6일~1주일이나 되는 검진을 준비하고 있는 브랜드 병원(의료평가가 좋고 전국에서 환자들이 모여드는 유명한 병원)도 있다고 합니다.

브랜드 병원에서 1주일씩이나 검사를 받으면 병실비(7장 '가족이 입원하게 되었다면' 참조)나 검사비(병이 아니기 때문에 보험이 적용되지 않습니다) 등으로 비용이 2,000만~3,000만 원 정도 들지 않을까 추측되고 있습니다.

휴먼도크에 그 정도의 비용을 들이는 것이 의미가 있을지, 그런 검진으로 몇 명이 병을 예방했는지 의문이 들기는 하지만 휴먼도크를 병원이 제공하는 '의료 엔터테인먼트'라고 생각한다면 납득이 됩니다.

즉, 병원이 제공하는 의료와는 다른 서비스입니다. 물론 이런 다양한 검사는 의료행위이기는 하지만 거기에 부가가치를 더해서 '상품'으로 판매하고 있는 것입니다. 그 때문에 호텔이라고 착각할 정도의 병실에서 저녁은 스테이크에 와인, 때로는 브런치도 제공하면서 휴먼도크를 받는 사람들이 우아하고 가장 멋진 시간을 보낼 수 있도록 하는 것입니다.

대상은 국내의 유명인사뿐만 아니라 외국인들도 포함됩니다. 특히 일본 의료에 높은 호감을 갖고 있는 중국인에게 인기가 높아 레저를 즐기듯이 검진을 받고 있다고 합니다.

'싹쓸이 쇼핑에 이어서 휴먼도크'라고 할 수 있겠습니다.

하지만 우아한 시간을 보내기 위해 휴먼도크가 존재하는 것은 아닙니다. 휴먼도크는 원래 예방 의료이므로, 병의 소견이 없더라도 지금의 생활습관을 바꾸지 않으면 결국 병에 걸릴지도 모른다고 검진자에게 예고하는 것이 중요합니다.

그리고 "결국 아무런 이상이 없었다. 암이 발견되지 않아서 다행이다"라고 할 것이 아니라 휴먼도크를 바탕으로 한 자율건강유지법까지 조언해 줄 필요가 있습니다.

뇌도크는 필요한가?

일본 국민들의 건강에 대한 관심이 높아짐에 따라 현재 일본에는 일반적인 휴먼도크 외에도 유방암도크, 뇌도크, 스트레스도크 등 많은 수의 도크가 등장하고 있습니다. 그런데 저는 위 내시경이나 대장 내시경, 그리고 유방암도크는 추천하지만 뇌도크와 스트레스도크는 추천하지 않습니다.

왜냐하면 뇌도크에서 MRI검사로 많은 수의 미세한 뇌경색을 발견하더라도 직접적인 치료를 하는 것이 아니라 식생활을 포함한 생활습관 개선 지도를 하는 정도로 그치기 때문입니다. 이 정도라면 일반적인 휴먼도크나 혈압 측정, 혈액검사 등으로도 충분히 가능합니다.

또한 자각 증상이 없는 뇌동맥류를 발견하더라도 클리핑 수술이나 코일 색전술을 실시해야 하는 병인 경우는 거의 없다고 합니다.

게다가 최근 화제가 되고 있는 치매도 뇌 수축이 영상으로 확인되었을 때에는 이미 증상이 나타나고 있을 것이고, 설령 알츠하이머형 치매의 징후를 발견하더라도 증상을 멈출 수 있는 유효한 치료법은 아직 확립되지 않은 것이 현실입니다.

일본 뇌도크학회의 가이드라인에 따르면 적극적으로 권장하는 대상은 중년·고령자이며, '뇌졸중 가족력, 고혈압, 당뇨병, 지질이상증, 비만, 흡연 등의 위험인자를 갖고 있는 고위험군에게 적극적으로 권장한다'고 합니다.

하지만 이 정도로는 앞에서 얘기한 휴먼도크나 일반 검사 등과 거의 다르지 않습니다. 만약 검진에서 이상이 발견되면 문제가 있는 부분을 개선함으로써 뇌졸중의 위험도 상대적으로 줄일 수 있으므로 비싼 비용을 들여서 뇌도크를 받을 필요가 없다고 봅니다.

다만, 저와 같이 고혈압 가족력이 있는 사람이 자신의 뇌 모습을 영상 등으로 확인하고 정기적으로 데이터를 축적해 두면 뇌졸중 예방에 어느 정도 효과를 기대해 볼 수 있습니다.

가족이 입원하게 되었다면

가족이 입원하게 되었다면……. 가벼운 골절이나 맹장 같은 생명의 위험이 적은 상처나 병으로 입원한 것이라면 크게 걱정할 필요가 없겠지만 암, 심근경색, 뇌졸중 등의 목숨이 위태로운 병인 경우는 가족들이 느끼는 마음의 고통은 굉장히 큽니다.

하지만 심근경색이나 뇌졸중의 발작이 생겼을 경우는 응급입원이므로 가족이나 본인이 병원을 고르거나 치료를 선택하는 것은 불가능합니다.

문제는 암 등으로 장기간 요양 생활을 해야 하는 경우입니다. 일본인의 연령별 사망률은 신생아 이후 유아기를 제외하면 50세 전후부터 높아집니다. 저도 사망률이 서서히 높아지는 50세를 넘었기에 주의해야 하는데, 이 나이대에 입원을 하면 대부분은 암이 원인입니다. 하지만 여기서는 병을 특정하지 않고 일반적인 이야기를 하도록 하겠습니다.

입원 생활을 쾌적하게 보내는 요령

우선 병이나 상처를 안고 입원 생활을 쾌적하게 보내기 위해서는 의사나 간호사에게 쓸데없는 것은 묻지 않는 것이 좋습니다.

예를 들어, 외출 허가가 나왔을 때 "시간 내에 돌아올 건데 ○○까지 갔다 와도 될까요?"라고 먼 곳까지 가고 싶다고 하는 환자가 있습니다. 이럴 때 의사나 간호사는 "너무 멀어서 안 됩니다"라고 말할 수밖에 없습니다. "환자분의 체력을 생각해서"라며 겉으로 내세우고 있지만 실상은 "먼 곳까지 갔다가 무슨 일이 생기면 외출 허가를 내준 병원의 책임이 된다. 그러므로 절대 허가할 수 없다"는 뜻입니다.

하지만 환자가 "잠시 나갔다 오겠습니다"라며 가더라도 먼 곳까지 가는지 일일이 확인하거나 관여하지 않습니다. 나중에 책임을 물어도 병원은 "외출 허가는 내줬지만 그렇게 먼 곳까지 갈 줄은 몰랐습니다"라고 발뺌을 하고는 합니다.

음주도 마찬가지입니다. "입원 중에 술을 마셔도 될까요?"라고 물으면 "네, 괜찮습니다"라고 대답할 의사나 간호사는 절대 없습니다. 입원약정서에도 술, 흡연은 허가되지 않는다는 내용이 있습니다.

그런데 환자 중에는 럭비 시합 중에 골절되거나 해서 입원하는 젊은 환자도 있습니다. 그런 젊은 환자들은 기본적으로 신체가 건강하기 때문에 가끔 술을 마시고 싶어 하는 마음도 이해가 갑니다. 그러므로 술을 먹고 싶으면 병원에 물어보지 말고 병원 밖에서 먹고 조용히 돌아오면 됩니다.

제가 아는 지인이 20대 때 등산하다가 추락해서 요추 압박골절로 입원한 적이 있습니다. 그 사람은 허리부터 왼쪽 어깨까지 깁스로 완전히 고정되어 있었는데, 2주 정도 지나 건강이 회복되자 맥주가 무척이나 마시고 싶었다고 합니다.

하지만 간호사실에서 허락할 리가 없으니 외출 허가가 나올 때마다 병원 근처의 선술집에 서서(깁스로 인해 의자에 앉을 수가 없었기 때문에) 맥주를 들이키고는 했다고 합니다. 분명 간호사들도 눈치채고 있었겠지만 퇴원할 때까지 모른 척했다고 합니다.

너무 성실한 성격의 환자일수록 "○○해도 될까요?"라고 물어보는 사람이 많을 텐데 물어보면 볼수록 행동 범위는 좁아집니다. 간호사들도 '왜 자꾸 물어보는 걸까. 아무리 물어봐도 안 된다고 얘기할 수밖에 없는데'라고 생각하기 마련입니다.

이런 분위기는 병원 내부 관계자가 아니면 알 수 없습니다. 그러므로 제가 어떤 병으로 입원한다면 의사나 간호사에게 "○○해도 될까요?" 등의 질문은 하지 않겠습니다. 물어보면 물어볼수록 입원 생활이 제약받기 때문입니다. 물론 병이나 증상에 따라 다르기는 하겠지만 말입니다.

1인실로 할 것인가? 다인실로 할 것인가?

많은 분들이 본인이나 가족이 입원할 때 1인실로 할 것인지 다인실로 할 것인지 고민합니다. 병 상태도 좋지 않고 쾌적한 요양 생활을 보내고 싶어서 1인실로 하고 싶다는 경우, 또는 경제적인 문제로 다인실을 선택할 수밖에 없는 경우도 있는데, 입원하는 사람이 평범한 일상 생활을 보내고 싶다면 다인실을 추천합니다.

저희 회사의 젊은 사원 몇 명에게 다인실의 이미지를 물어보면 "개인 사생활이 없다", "컴퓨터를 사용할 수 없다", "면회도 신경 쓰인다", "하나의 병실에서 여러 사람이 요양하고 있어서 냄새가 난다"는 등 부정적인 의견뿐이었습니다.

한편 1인실에 대해서는 "다른 환자를 신경 쓰지 않아도 된다", "환경이 좋다", "어느 정도 자유롭게 생활할 수 있다"는 등의 대답이 다수로 "금전적 여유가 있으면 1인실로 입원하고 싶다"고 이구동성으로 답했습니다.

분명 다인실은 입원 생활에 어느 정도 자유가 제약됩니다. 자유롭고 개성 있게 살아가는 것을 좋아하는 경향이 많은 젊은 세대가 1인실을 좋아하는 것은 어찌 보면 당연합니다.

하지만 환자가 1인실을 선택하면 병실요금 차액이 발생합니다. 병실요금 차액이란 보험 적용이 되지 않는 병실을 이용함으로써 발생하는 병실비용으로, 기본적으로 1~4인실에 적용되며 이런 병실을 일본에서는 '특별요양환경실(특별실)'이라고 부릅니다.

여기서 "병실요금 차액이 1인실뿐 아니라 4인실에도 적용되나?"라는 의문을 갖는 분들도 계실 것입니다.

실제로 일본 특별요양환경실의 기준은 '1개 병실에 4인 이하', '1명당 침상 면적 6.4m^2 이상', '개인 사생활이 보장되어 있는 곳', '개인 물품을 수납할 수 있는 곳', '개인용 조명, 책상, 의자 등이 준비되어 있는 곳' 등으로 규정되어 있기 때문에 이 조건을 충족하면 4인실도 병실요금 차액이 발생하는 경우가 있습니다.

병실요금 차액은 1인당 전용면적이 크면 클수록 비싸집니다. 일본 후생노동성의 조사에 따르면 1일 최고 금액은 367만 5,000원, 최저금액은 500원, 평균은 5만 8,290원(1인실 7만 5,580원, 2인실 3만 1,580원, 3인실 2만 7,740원, 4인실 2만 4,850원)이라고 합니다.

평균 금액이라고 해도 한 달에 170만 원 이상 들어가기 때문에 환자나 가족에게 커다란 부담입니다.

그런데 앞에서 '환자가 1인실을 선택하면'이라고 얘기했는데 '다인실을 희망했는데 비어 있는 병실이 없다', '치료를 위해서 필요하다', '다른 환자에게 전염되는 것을 막아야 한다'는 등의 이유로 특별요양환경실을 이용하는 경우는 병실요금 차액을 지불하지 않아도 됩니다. 이 때문에 환자가 1인실 등을 원하는 경우 병원에서는 서명과 날인을 한 동의서의 작성을 요청합니다.

그런데 한 가지 더 알아야 할 것이 있습니다. 특별요양환경실에 입원했다고 해도 보험진료를 받는 이상 다인실의 환자와는 다른

'특별한 의료'를 병원이 제공해 주는 것은 아니라는 겁니다. 그렇다면 굳이 1인실을 선택할 필요가 있을까요? 다인실을 선택해도 괜찮다고 생각합니다.

최근에는 면회 온 사람들과 주변을 신경 쓰지 않고 마음껏 얘기할 수 있는 장소를 별도로 설치해 두는 병원도 많이 생겼고, 다인실에도 편하게 쉴 수 있는 정원이나 조용히 독서를 할 수 있는 공간을 마련한 병원도 있습니다.

이렇게 얘기하는 저도 입원할 때는 아마도 4인실이나 다인실을 선택할 것입니다. 이것은 어디까지나 개인적인 이유인데요. 예전에 근무할 때 1인실의 거만하거나 제멋대로인 환자들을 많이 만나봐서 나쁜 인상을 갖고 있기 때문입니다. 트라우마일지도 모르지만 '1인실 환자가 되기는 싫다'는 것이 의사인 저의 솔직한 심정입니다.

하지만 가족이 입원할 때는 본인이 원하면 1인실을 선택할 수도 있습니다.

병원을 선택할 때 주의해야 할 점

그러면 병원은 어떻게 선택해야 할까요. 고령자나 자주 아픈 가족이 있는 사람에게는 무척 고민되는 부분입니다.

서점에 가면 이른바 '명의名醫'에 관한 책이나 '○○ 전문 의사' 등의 서적이 장소가 비좁을 정도로 진열되어 있습니다. 이런 책이나 인터넷을 통해서 의사나 병원을 찾는 것 자체를 부정하지는 않지만 게재되어 있는 정보가 신뢰할 만한 것인가에 대해서는 의문이 남습니다.

예를 들어 '암 전문 병원'이라는 책에서 전문이라는 근거로 '수술 성공률', '5년 생존율'이 적혀 있다고 가정해 봅시다. 초기암만을 다루는 병원이라면 수술 성공률이나 5년 생존율은 당연히 높아지기 마련이고, 한참 진행된 암 환자의 수술도 해주는 병원이라면 성공률이나 생존율은 반대로 낮아지는 것이 당연합니다.

이처럼 게재되어 있는 정보의 양과 질에 따라 병원의 평가는 크게 달라지기 때문에 주의해야 합니다.

병원의 실력이나 평판을 알기 위해서는 내부 사람에게 직접 물어보는 것이 가장 좋습니다. 저희 의사들은 대학병원이나 민간병원에 아는 사람이 많기 때문에 "A병원의 ○○과는 어때?"라고 물어보면 "가지 마. 안 좋아. 최악이야" 등 의료 수준을 포함해서 즉시 솔직하게 알려줍니다. 물론 "A병원의 △△과는 추천해"처럼 같은 병원이라도 과가 다르면 평가가 다른 경우도 많이 있습니다.

하지만 일반인들은 이렇게 정보를 얻는 것이 어렵기 때문에, 자주 가는 병원의 의사에게서 정보를 얻는 경우가 많습니다. 그런데 환자를 위해서 진심을 다해 병원을 찾아주는 의사라면 다행이지만, 실제로는 출신대학 병원이나 지역의 큰 병원을 소개하는 경우가 대부분입니다.

따라서 환자가 병원 내부의 의료 수준을 알기란 지극히 어려운 일입니다. 그렇지만 병원 대기실에서 환자들끼리 정보를 교환하거나 간호사나 약사에게 물어보는 것은 가능합니다.

최근 '복강경 수술로 18명이 사망했다'고 매스컴을 떠들썩하게 한 군마대학 의학부 소속의 한 병원의 경우에도 분명 매스컴에 폭로되기 전부터 병원 내에서는 여러 가지 소문이나 정보가 흘러다녔을 것이 분명합니다. 바로 그런 정보를 얻는 것입니다.

그러면 이런 방법도 어려울 때는 어떻게 하면 좋을까요.

그럴 때는 초보적인 방법이지만 병원 내부의 청소가 제대로 되어 있는지, 화장실이 깨끗한지를 보고 선택합시다. 왜냐하면 병원 경영이 안정되어 있지 않으면 청소 등이 제대로 되지 않기 때문입니다. 반대로 경영이 안정적이면 솜씨 좋은 의사를 비싼 몸값으로 고용하는 것도 가능해지고 간호사도 충분한 인원을 보유할 수 있기 때문에 환경 관리도 잘 이루어집니다.

대학병원의 의료 수준은 제각각이지만 경영이 안정되어 있는 병원 중에서는 상당히 높은 의료 수준을 보유한 곳도 있습니다. 또한 경영이 매우 안정되어 있는 브랜드 병원의 의료 수준도 틀림없이 높을 것이기 때문에 지역에 사는 분들에게 추천합니다.

가족이 수술하게 되었다면

만약 여러분이나 여러분의 가족이 어떤 병으로 폐나 복부 수술을 받게 되었다면 어떤 수술법을 선택하시겠습니까?

많은 분들이 의사가 권하는 수술을 그냥 그대로 받으실 텐데, 예를 들어 그 수술법이 내시경을 사용하는 경우라면 “이 병에 대한 표준 수술법인가요? 아니면 새로운 수술법인가요?” “이 병원에서는 어느 정도의 수술 건수와 역사가 있나요?” 등을 의사에게 확인하시기 바랍니다.

개흉, 개복 수술은 어느 병원에서도 실시하고 있기 때문에 안전성은 비교적 확보되어 있는데, ‘몸에 끼치는 부담이 적다’는 이유로 많은 병원에서 도입하고 있는 내시경 수술은 때로는 사고로 이어지는 경우가 있다는 것을 알아두시기 바랍니다.

내시경 수술이란 몸에 3~15mm 정도의 작은 구멍을 여러 개 뚫고, 그곳으로 내시경이나 얇은 수술도구를 삽입하고 모니터를 보면서 진행하는 수술입니다. 수술 부위에 따라 복강경(복부), 흉강경(흉부), 후복막강경(등이나 하복부) 등으로 분류됩니다. 수술을 진행하기 위해서는 환부 주위에 충분한 공간을 만들어야 하기 때문에 탄산가스를 주입해서 몸을 부풀려서 수술을 진행합니다.

최근에는 내시경 수술을 진화시킨 '로봇수술'이라고 하는 수술법도 등장했습니다. '다빈치 수술'이라고도 불리는 이 수술은 의사가 환자를 직접 손대지 않고 3D 영상을 보면서 3개의 로봇 팔을 원격 조종하면서 진행합니다. 의사의 손보다 섬세하고 좀 더 확실하게 밀리미터 단위의 수술이 가능하다고 해서 언론에서 언급하는 경우도 많고, 이 기계를 도입하는 병원도 늘어나고 있습니다.

앞에서도 이야기했듯이 내시경 수술에는 위험이 동반됩니다. 일본 의사들은 세계 최고 수준의 기술을 보유하고 있지만, 그럼에도 불구하고 때때로 내시경 수술로 인한 의료사고가 일어나는 것은 개흉수술이나 개복수술에 비해 시야가 좁기 때문입니다. 또 드물지만 혈관이나 다른 장기에 상처를 입혀 출혈이 발생하는 경우도 있습니다.

출혈이 발생한 경우 개흉, 개복 수술은 출혈 부위에 거즈를 대면 바로 지혈이 가능하지만, 내시경 수술은 이렇게 하는 것이 어렵습니다. 따라서 만약 대규모 출혈이 발생했을 때는 개흉, 개복 수술로 전환합니다. 이 때문에 내시경 수술 전에 작성하는 동의서에는

'위급할 때는 개흉, 개복을 할 수도 있습니다'라는 문구가 반드시 기재되어 있습니다.

내시경 수술은 의사의 기량에 따라 수술 결과가 좌우되는 경우가 많은 수술입니다. 물론 개흉, 개복 수술도 마찬가지이지만 내시경 수술보다는 영향이 적습니다. 극단적으로 얘기해서 실력이 부족한 의사라고 해도 위험이 적다고 할 수 있습니다.

최근에는 쉽사리 내시경 수술을 받는 사람이 많은데 내시경 수술에도 위험성이 따른다는 것을 꼭 숙지해 주시기 바랍니다.

경막외마취를 추천하는 이유

수술받을 때 절대 빼놓을 수 없는 것이 마취입니다. 마취는 크게 국소마취와 전신마취로 나뉘며 [도표 27]과 같은 종류가 있습니다. 만약 저나 제 가족이 복부 수술을 국소마취로 받을 경우 반드시 경막외마취를 선택합니다.

이 마취는 요추마취의 일종으로 요추에 튜브를 삽입하여 3일~1주일 정도 지속적으로 마취약을 주입할 수 있기 때문에 환자는 수술 후에도 거의 통증을 느끼지 않습니다. 게다가 마취약도 '크실로카인(리도카인)'이라는 오래 전부터 사용돼 온 약으로, 부작용에 대한 걱정도 거의 없습니다.

하지만 경막외마취는 다른 마취에 비해 30분 정도 시간이 더 걸립니다. 이 때문에 수술 환자가 줄을 서서 대기하고 있는 대학병원에서는 채택하기 어려울 수 있습니다.

제가 레지던트로 근무했던 대학병원에서도 수술이 많아 마취과 의사들이 바빠서 어쩔 줄 몰라 했습니다. 이 때문에 흡입마취, 척추마취 등으로 수술을 진행하고 각성시켜서 병동으로 돌려보내고는 했습니다. 하지만 마취가 풀리면 환자는 무척 고통스러워했습니다. 복부를 30cm나 절개했다면 당연히 아프겠지요.

그런데 어느 국립병원에 외과 레지던트로 갔을 때 경막외마취 전문가로 보이는 마취과 의사를 만났습니다. 앞에서 얘기한 것처럼 경막외마취는 다른 마취보다 시간이 걸리기 마련인데, 그 마취과

도표 27 마취의 종류

구분	종류	내용
전신마취 (의식을 잃게 하여 통증을 느끼지 못하게 함)	흡입마취	호흡을 통해 마취약을 폐로 흡수함
	정맥마취	정맥 내에 마취약을 주사함
국소마취 (의식을 유지하면서 신체의 일부를 마비시킴)	표면마취	피부나 점막 표면에 마취약을 도포함
	침윤마취	수술 부위 주위의 피부 또는 피하에 마취약을 주사함
	전달마취	겨드랑이 아래 등에 있는 신경에 마취약을 주사함
	척추마취	척추의 지주막하강에 마취약을 주사함
	경막외마취	척수 주위에 있는 경막외강에 마취약을 주사함

의사는 아무렇지 않게 외과 의사를 기다리게 했습니다.

그 때문에 외과 의사들의 평판은 좋지 않았지만 수술 후의 환자 상태를 보면 효과는 확실했습니다. 즉, 수술 후의 통증을 확실하게 조절하고 있었습니다. 그때 저는 언젠가 수술을 받게 된다면 반드시 경막외마취를 받아야겠다고 결심했습니다. 그리고 그 마취과 의사에게 기술도 배웠습니다.

경막외마취는 '경막외튜빙*'이라는 위암 통증 완화에도 사용되고 있는데, 통증 완화를 위해 마취약을 지속적으로 흘려보냅니다. 극심한 통증에 대해 대책이 필요한 경우를 제외하면 평범한 수술에서는 사용하지 않는 병원도 많이 있습니다.

하지만 경막외마취도 보험이 적용되고, 마취과 의사라면 누구나 할 수 있기 때문에 병원 입장에서는 손해볼 것은 없습니다. 제가 수술을 받게 될 때는 반드시 경막외마취로 선택하겠습니다. 만약 병원에서 거절하면 다른 병원으로 옮기는 것도 고려하겠습니다.

사례금은 역효과

수술 전에 "내일 잘 부탁드립니다"라며 의사에게 사례금을 건네는 사람들이 많습니다. '사례금을 건네면 의사가 최선을 다해서 수

* 지속적 경막외강내 약물주입법

술해 줄 것이다'라고 생각해서 그러는 것이겠지만, 그것이 역으로 의사에게 부담으로 작용해 실패할 확률이 높아지기도 합니다.

병원 내부 관계자들에 따르면 수술 실패가 많은 경우는 사례금을 받았을 때, 의사나 병원 소개로 온 환자일 때, 가족의 수술일 때 등이라고 합니다.

왜냐하면 수술은 원래 환자를 사람이 아니라고 생각하고 진행해야 합니다. 사례금을 받았을 때는 '실패하면 고개를 들 수가 없다', 소개받은 환자의 경우는 '실패하면 소개해 준 의사(병원)의 명예를 실추시킨다', 게다가 가족이라면 '반드시 살려야 해' 등 냉정한 판단을 내릴 수 없게 됩니다. 그 결과 하지 않아도 되는 것을 무의식적으로, 때로는 억지로 하게 되면서 실패하는 경우가 있습니다. 소위 말하는 '사족'입니다.

반대로 사례금을 받지 않았다고 해서 의사가 수술을 대충 하는 일은 없습니다. 따라서 집도의에게 사례금을 건넬 필요는 없습니다. 그럼에도 불구하고 꼭 건네고 싶으면 수술 후에 건네는 편이 좋습니다.

가족이 불임치료를 받게 되었다면

"결혼한 지 10년이 지났는데, 아이가 생기지 않아 걱정입니다."
"이렇게 아이를 바라고 있는데, 점지해 주지 않으시네요."

실제로 불임치료를 받고 있는 여성이 생각보다 많이 있습니다. 불임이란 '임신을 바라는 남녀가 정상적으로 성생활을 하고 있는데도 불구하고 1년이 지나도 임신하지 못하는 경우'라고 정의할 수 있습니다. 그렇지만 '정상적인 성생활을 하면 약 80%의 남녀가 1년 이내에 임신하고, 나머지 20% 중에서 10%가 2년 이내에 임신한다'는 데이터가 있습니다.

다만 결혼 후 5년째, 6년째에 아이를 가졌다는 경우도 있기 때문에 1년간 아이가 생기지 않았다고 해서 불임이라고 말하기는 어렵지 않을까 생각합니다.

하지만 아이를 바라는 여성에게 있어 불임은 너무나 절실한 문제

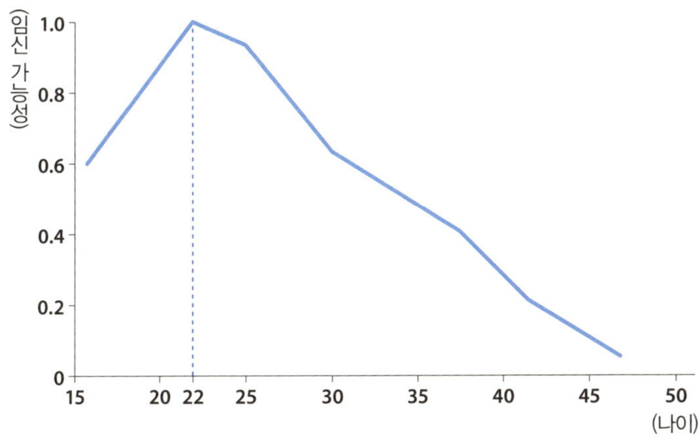

도표 28 여성의 연령에 따른 임신 가능성
출처: O'Connor et al, 1998

입니다. 저희 가족 중에도 딸이 나중에 결혼해서 아이가 생기지 않으면 불임치료를 받을 수도 있을 것입니다.

그럴 때 저는 딸에게 객관적인 데이터를 보여주면서 "불임치료는 37세까지다. 그때까지는 힘내서 열심히 하렴. 하지만 37세가 넘어가면 그만둘 것을 고려해 보는 것이 좋겠다. 불임치료를 장기간 받으면 정신적으로도 육체적으로도 너무 힘드니까"라고 조언하겠습니다.

수정능受精能이라는 말을 알고 계십니까. 출산능력, 생식능력이라고도 하는데, 한마디로 말해서 '임신 가능성'이라고 할 수 있습니다. 여성은 20대 초반부터 30대 초반까지는 임신 가능성이 높지만 35세 정도부터 급격하게 하락해 45세가 지나면 0에 가까워집니다(도표 28).

따라서 30대 후반~40대 초반에는 불임치료의 효과가 나타나기 어렵습니다. 현재 이 연령대인 분이 치료를 받고 있다면 안타깝지만 생물학적 특성이라고 이해하시기 바랍니다.

더불어 일본 후생노동성은 저출산 대책의 일환으로 고등학교 부교재에 이런 '임신 가능성 그래프'를 추가했습니다.

그런데 불임치료 등을 통해서 얻은 태아를 일본 의학계에서는 '귀중아貴重児'라고 부르고, 진료 차트를 볼 때도 한눈에 알아볼 수 있도록 표시를 해두는 병원도 있다고 합니다. '부모님에게 있어서는 체외수정이나 인공수정 등 여러 가지로 노력해서 어렵게 얻은 귀중한 아이(자연수정으로 얻은 아이가 귀중하지 않다는 의미는 아닙니다)'이고, '의학적으로도 귀중한 아이'이므로 좀 더 신경 써 달라는 의미입니다.

또한 귀중아는 제왕절개를 권유받는 경우가 많은데 망설이는 어머니도 있습니다. 제왕절개를 권유하는 것은 안전한 출산을 위한 것인데, 현재는 자연분만을 실시하는 의사도 있으므로 태아와 산모의 상태에 맞게 의사와 상담해서 선택하면 됩니다.

가족이 시한부 선고를 받았다면

굉장히 무거운 주제입니다. 아마도 시한부 선고를 받는 병이라면 암일 가능성이 높으므로 5장의 '가족이 암이라면', '가족이 진행암 상태라면'에서도 설명했듯이 저라면 호스피스를 선택합니다. 하지만 가족이 삶의 마지막을 맞이하게 되었다면……, 역시나 호스피스를 권하겠지만 가족이 조금이라도 목숨을 연장하고 싶다고 하면 본인의 의사를 존중해서 병원에서 치료를 계속할지도 모릅니다.

무척이나 애매모호한 대답이 되었지만 의사로서 암의 고통으로 몸부림치며 힘들어하는 환자를 치료해 왔던 경험과 가족에 대한 마음이 뒤섞여서 쉽게 판단하기 어려울 것입니다.

호스피스는 통증을 완화하기 위해 모르핀이나 진통제를 많이 사용합니다. 그렇게 되면 아무래도 사망 시기가 빨라져 일반 병원에서는 3개월 살 수 있는 것이 1개월로 끝나는 경우가 있습니다. 하지만 고통스럽게 3개월을 사는 것도 무척이나 괴롭고 가족들 또한 힘들 것입니다.

지금도 기억나는 것이 레지던트 시절에 만난 폐암 환자입니다. "아야, 아야, 너무 아파"라며 하루 종일 괴로워하던 환자가 임종을 맞이한 적이 있습니다. 폐암이니까 호흡은 고통스러운데 정신은 멀쩡해서 "이제 죽겠군요"라고 얘기하면서 결국 숨을 거두었습니다.

그때 저는 당직이었는데 모르핀을 놔주고 싶었지만 모르핀을 투여하면 호흡이 더욱 억제되어 그 대가로 금방 사망하는 경우가 있어서 판단하기가 힘들었습니다.

그래서 가족들에게 "통증을 덜어주기 위해서 모르핀을 투여할까요? 그런데 호흡이 억제되어서 사망하는 경우도 있습니다. 어떡할까요?"라고 물었지만 울기만 할 뿐 명확하게 대답하지 못했습니다. 그도 그럴 것이 "죽어도 좋으니 투여해 주세요"라고는 절대 얘기할 수 없으니까요.

이럴 때 제 판단으로 모르핀을 투여해서 환자가 사망하게 된다면 의료소송에 휘말릴 가능성이 높습니다. 그렇게 고통으로 괴로워 뒹구는 환자와 가족, 의사 모두가 어찌할 바를 모르는 상태에서 환자는 하루 뒤에 임종했습니다.

이처럼 말기 암 환자가 있는 병원에서도 모르핀 사용의 가부를 확실하게 정해 놓지 않습니다. 그 때문에 발생하는 비극입니다.

한편 호스피스는 주로 통증을 완화하는 시설이므로 이런 비극은 일어나지 않습니다. 설령 모르핀 투여 후 1시간 후에 사망한다고 해도 환자는 고통을 거의 느끼지 않고 편안하게 돌아가신다고 볼 수 있습니다.

의사의 시한부 선고는 정확한가?

TV 드라마를 보면 의사가 환자나 가족에게 '앞으로 3개월', '앞으로 6개월'이라고 시한부 선고를 하는 장면이 자주 등장합니다. 하지만 '3개월', '6개월'이라는 것은 어디까지나 통계를 바탕으로 한 추정일 뿐 별다른 의미는 없습니다.

이 때문에 최근 의사들은 환자가 마침내 체인스토크스Cheyne-Stokes 호흡(작은 호흡, 큰 호흡, 호흡정지를 주기적으로 반복하는 상태)에 빠질 때에만 "기껏해야 앞으로 1~2일입니다"라고 가족들에게 전합니다. 의식이 있고 정상적으로 대화가 가능한 상태인 경우에는 '시한부'를 확실하게 얘기하지 않을 때가 많습니다.

그 결과 "매우 위험한 상태이기 때문에 그렇게 길지 않으리라 생각됩니다"라고 말하는 경우가 많고, 환자가 "길지 않다는 건 어느 정도입니까?"라고 물어봐도 "대략 1~2개월, 길면 6개월 정도일 것 같습니다"와 같이 얘기하곤 합니다. 너무나 당연한 얘기지요. 환자가 언제 사망할 것인지는 아무도 모르니까요.

의사는 지금까지 경험했던 사례를 바탕으로 남은 시간을 추정하는데 아무래도 짧게 말하는 경향이 있습니다. 왜냐하면 환자에게 '3개월'이라고 했는데 2개월 만에 사망하면 변명의 여지가 없지만, 반대로 6개월 동안 살아 있으면 가족들이 감사해하기 때문입니다.

다만, 의사가 "3개월, 6개월 정도입니다"라고 말했다면 '1년 넘기기는 힘들겠구나'라고 각오하고 아직 거동할 수 있을 때 남은 인생에 후회가 남지 않도록 그동안 하지 못했던 것을 하는 것이 좋습니다.

그러므로 만약 저희 가족이 암에 걸려 살 수 있는 날이 많지 않다는 것을 알게 되었다면, 가능한 하고 싶은 것을 할 수 있도록 해주겠습니다.

만약 해외여행을 가고 싶다고 하면 어떻게 해서라도 데려가겠습니다. 암 환자의 경우 비행기 탑승 규정에 의사의 동반이 필수인 경우가 있는데, 다행히도 제가 의사이기 때문에 함께 가면 문제가 없습니다. 하지만 시한부 선고를 받았다면 아마도 암 말기일 테니 체력적으로 무리일 가능성이 높습니다. 그러므로 해외여행은 3기까지만 가는 것으로 해야 합니다.

한편, 아이가 암 말기 상태가 되었다면 어떻게 하면 좋을까요.

사실 제 친구의 아들이 최근에 간암으로 사망했습니다. 30대였는데 친척이나 지인들에게 장례식 때까지 알리지 않았다고 합니다. 왜냐하면 당시에 본인이 간암 투병 사실을 "친척들에게 얘기하지 마. 친구들에게도. 말하면 다들 병문안 오겠지. 폐 끼치고 싶지 않아"라고 얘기했다고 합니다. 그 때문에 친구는 저에게는 고민을 털어놓

았지만 아들의 의사를 존중해서 주변에 알리지 않았다고 합니다.

그런데 제가 보기에는 1년 동안, 친구와 친구 부인은 확실히 우울증 상태였습니다. 아들은 정말로 훌륭하게 죽음을 맞이했다고 생각합니다. 하지만 살날이 얼마 남지 않은 아들을 지켜보는 부모의 정신적인 고통은 상상조차 할 수 없을 것입니다.

저 같은 경우는 아이가 19살인데 비슷한 상황에 놓인다면 '어떻게 해서라도 살리고 싶다'고 생각은 하겠지만 의사로서 말기 암에 대한 의료의 무력함을 너무 잘 알기 때문에 본인이 원하지 않는 한 '시작하며'에서도 언급했듯이 지푸라기라도 잡는 심정으로 하는 치료나 운을 하늘에 맡기는 치료는 선택하지 않을 것입니다. 왜냐하면 그런 치료로 목숨을 조금이라도 연장시키는 것이 가능한지 아닌지 확실하지 않기 때문입니다.

그보다는 호스피스에 들어가서 통증을 조절하면서 '지금 이 순간을 어떻게 보낼 것인가', '얼마 남지 않은 시간을 어떻게 긍정적으로 살아갈 것인가'를 함께 얘기해 보는 것이 좋겠습니다.

이렇게 얘기하면 너무 아름답게 포장한 것일까요. 어느 부모라도 아이에 대한 감정은 특별할 것이기에 제 감정도 어떻게 흔들릴지는 그때가 되지 않으면 알 수 없습니다. 다만, 누구에게나 언젠가는 찾아올 죽음에 대해서 아이가 존엄을 갖고 마주할 수 있도록 해주는 것이 부모의 책임이 아닐까 생각합니다.

인생을 마무리하는 법

이 책의 제일 마지막에 제가 시한부 선고를 받게 된다면 어떻게 할 것인가를 생각해 보려고 합니다.

의학을 공부한 사람이라면 모두가 알고 있는 스위스의 정신과 의사 엘리자베스 퀴블러 로스Elizabeth Kubler Ross의 '죽음을 받아들이는 과정'에 따르면 말기 환자가 죽음을 받아들이기까지의 과정은 다음의 5단계라고 합니다.

부정(거짓말이야, 뭔가 착오가 있을 거야) → 분노(왜 나만 이런 병에 걸리는 거지) → 거래(사회를 위해서 뭐든지 할 테니 살려줘) → 우울(지금까지 난 뭘 위해서 살아왔을까) → 수용(얼마 남지 않은 목숨, 정말 열심히 살아보자)

저도 마찬가지로 시한부 선고를 받게 되면 처음에는 분명 놀라서 어쩔 줄 몰라 할 것입니다. 게다가 의사로서 고통 속에 살다가 죽어가는 암 환자를 수도 없이 봐왔던 경험에서 '그런 모습으로 죽는 것은 딱 질색이다'라며 분노와 공포에 휩싸일 것입니다.

하지만 마지막에는 퀴블러 로스가 말했듯이 죽음을 받아들이겠지요. 그렇지만 집에서 가족들에게 간호받다가 죽는 것은 선택하지 않을 것 같습니다. 왜냐하면 요즘 이식용 피부 배양에 참여하고 있어 주말에도 쉬지 않고 일하고 있습니다. 그러므로 남은 시간 동안 하지 못한 것을 한다면 저는 역시나 일을 할 것입니다. 가족들에게는 미안하지만 '가정적인 사람'보다는 '일하는 사람'으로서 인생을 마무리하고 싶은 마음이 강합니다.

그러기 위해서 지금까지 몇 번이나 이야기했지만 시한부 선고를 받게 되면 호스피스에 들어가 통증을 조절하면서 마지막까지 일을 하고 싶습니다.

인간에게는 '생명체의 수명'과 '사회적 수명'의 두 가지 인생이 있다고 생각합니다. 저도 나이가 50이 넘어가면서 죽음을 의식하게 되었습니다. 만약 목숨이 다하는 날이 정해져 있다면 이 두 가지의 인생에 제 스스로 결말을 짓고 마지막 순간을 맞이하고 싶습니다.

의사가 가족에게만 권하는 것

1판 1쇄 2018년 7월 2일
지은이 호조 모토하루
번역자 서태호
펴낸이 유성권
편집장 이재선
기획 윤희영
마케팅 임태완, 김호철, 최성규, 정명한, 한태수, 박만근,
김모란, 김성환, 김지현, 김민애, 김소연
판형 150mm × 214mm

펴낸곳 범문에듀케이션
서울시 양천구 목동서로 211 범문빌딩, 우 07995
전화 02) 2654-5131 / 팩스 02) 2652-1500
웹사이트 www.medicalplus.co.kr

출판등록 2011년 1월 3일 제 2011-000001호
ISBN 979-11-5943-101-2 (03510)

이 도서의 국립중앙도서관 출판예정도서목록(CIP)은 서지정보유통지원시스템 홈페이지(http://seoji.nl.go.kr)와 국가자료공동목록시스템(http://www.nl.go.kr/kolisnet)에서 이용하실 수 있습니다. (CIP제어번호: CIP2018018678)

아침사과는 (주)범문에듀케이션의 건강 실용서 브랜드입니다.